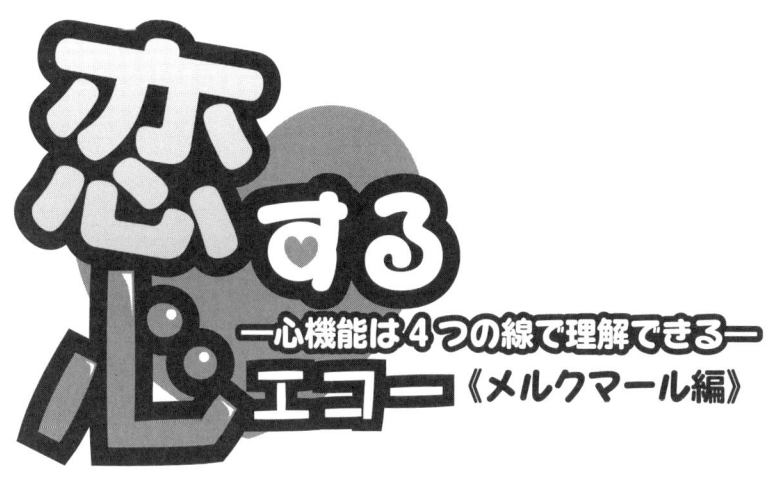

恋する心エコー
―心機能は4つの線で理解できる―
《メルクマール編》

福田心臓血管外科消化器科内科
福田大和

栃木医療センター循環器科医長
足立太一

Scicus

はじめに

　医者になる前も、医者になった後も、私はたくさんのすばらしい人に巡り合い、たくさんのご指導をいただきました。医者をしていて自分で勉強することより、(講演会やセミナーも含めて) 教えていただいて理解してきたことが多く、そこで巡り合った方々にはお礼を言い尽くせません。そういった方々からの格言や教えていただいたこと、もちろん自分で勉強してきたことは、すべて研修医になる前に、BSL (bedside learning) のときに、大学の講義を聴いているときに知っていればもっとよかった、と今になって思います。

　そこで、循環器内科医を目指す研修医だった約10年前の自分が、そのときに知っておきたかったと今になって思うことを本にすれば、今後、若いドクター、ナース、検査技師、クリニカル・エンジニア (CE)、また循環器科以外のドクターに対して、少しでも役に立つのでは、また自分自身の知識の整理になると思い、本として出版してみたいと考えました。

　ただ注意していただきたいのは、もちろん医学は常に進歩していることと、書かれている内容はある程度のレベルのエビデンスとあくまで著者の私見であるということ、医療に絶対などなくほとんどの例でケース・バイ・ケースであるということです。しかし私が書きたいのは大きな原則と、それを単純化した考え方のコツ (＝ポイント、[私なりの] 心髄 [≒真髄] ＝エッセンス) です。もし、それは間違っている、

こっちの方がよい、などの意見があればご面倒だとは思いますが、何卒ご教授いただければ幸いに存じます。
(e-mail：yfukuda_cf@yahoo.co.jpまでお願いいたします)

　心エコー検査は、漠然と画像を見たり、数値を計測したりするだけでは意味がありません。その描出した画像や計測された数値の意味を理解することが必要です。本書に出てくる「4つの線」を理解すると、心エコー検査への理解がより深まります。

　なお、心エコー検査を経験したことのない方のために、第3章と第5章末尾のコラムで、心エコー検査の基本について解説しています。本編で不明な単語などがでてきたら、これらのコラムを読んでみてください。

　そのほか、この本には時に専門用語が散りばめられています。循環器専門医であれば、なじみが深い言葉ばかりだと思いますが、他科のドクター、ナース、検査技師、CEには聞き慣れない言葉も多いと思います。できるだけ、そういった方にも理解していただけるように図を多くし、なじみのある指標や言葉に置き換え、かなり単純化した表現にしていますが、その点ご容赦ください。

　ご不明な点があればできるだけ返答したいと思いますので、上記e-mailまでご質問をお待ちしています。

　2013年5月

福 田 大 和

INDEX
目次

第1章
メルクマールとは　　　　　　　　　　　　　　　　　　　　　　　　　1

1-1　心不全の患者さんはなぜ退院できるのか　　　　　　　　　　　　　5
column 1　心血管疾患のブラックボックス　　　　　　　　　　　　　　11

第2章
第一の線：基本の線 ― 僕らはこの線上で生活している　　　　15

2-1　まずは原則。心不全の定義とForrester分類　　　　　　　　　　19
2-2　Frank-Starlingの法則における2つの落とし穴　　　　　　　　　23
2-3　Forrester分類にFrank-Starlingの線を重ねてみる　　　　　　　28
column 2　動脈硬化と動脈の種類　　　　　　　　　　　　　　　　　　35
column 3　透析の導入　　　　　　　　　　　　　　　　　　　　　　　36

第3章
第一の線＋α：心機能が悪くなった場合の線　　　　　　　　　39

3-1　心機能が正常の人の線に加えて2本の線を重ねてみる　　　　　　42
3-2　心機能が正常の人とかなり悪い人との違い　　　　　　　　　　　48
3-3　臨床で使える第一の線　　　　　　　　　　　　　　　　　　　　52
3-4　究極の図　　　　　　　　　　　　　　　　　　　　　　　　　　57
3-5　図を治療に活かすには　　　　　　　　　　　　　　　　　　　　70
column 4　心エコー検査の基本①　　　　　　　　　　　　　　　　　　74

第4章
第二の線：後負荷と心拍出量の線　　　　　　　　　　　　　　81

4-1　後負荷が増加すると心拍出量は減る　　　　　　　　　　　　　　86
4-2　心機能が悪い人の線も図に重ねてみる　　　　　　　　　　　　　90
4-3　高血圧が原因の後負荷不整合による心不全の例　　　　　　　　　94
4-4　PDE-III阻害薬が有用な例　　　　　　　　　　　　　　　　　　98
column 5　どの薬剤がどの血管に効いているか　　　　　　　　　　　104
column 6　カルシウム拮抗薬3種類の使い分け　　　　　　　　　　　109

第5章
第三の線:左室圧曲線、左房圧曲線、大動脈圧曲線を一緒に覚える 111

5-1　左室拡張末期圧(LVEDP)	115
5-2　肺毛細血管楔入圧(PCWP)	118
5-3　左室圧曲線と左房圧曲線による心エコーの左室流入血流速波形(TMF)	120
5-4　左室圧曲線と左房圧曲線に大動脈圧曲線を加える	134
column 7　心エコー検査の基本②	138
column 8　BNP、LVEDP、PCWP、E/e'の関係	142

第6章
第四の線:圧-容量曲線 143

6-1　心拍数以外の情報がギッシリの曲線	147
6-2　心収縮性直線と後負荷直線と拡張末期圧曲線を一緒に付ける	149
6-3　心機能が正常の人で前負荷と後負荷を変化させてみる	152
6-4　心機能がかなり悪い人で前負荷と後負荷を変化させてみる	158
6-5　心機能がかなり悪い人の前負荷が増えて肺うっ血になった場合	162
6-6　圧-容量曲線の図で表す肥大型心筋症(HCM)	166
6-7　圧-容量曲線の図で表す高度僧帽弁閉鎖不全症(MR)	172
column 9　急性心筋梗塞(AMI)に対する臨み方・心構え	177

第7章
心不全には必ず原因がある 181

7-1　まずは基礎疾患が何なのか	185
7-2　誘因は何なのか	186

第8章
心臓リハビリテーション:運動の治療の一環 191

8-1　有酸素運動とは何か	192
8-2　最適な運動処方の決定	198
8-3　交感神経の興奮はなぜいけないのか	205

おわりに	210
参考文献	214
索　引	215
おまけ:高知ひと口メモ	226

*この本に書かれていることは、治療法の推奨ではなくあくまで著者の参考私見です。診断・治療法に関しては成書や各学会のガイドライン等を、薬剤に関しては実際の添付文書を参照の上、治療を行ってください。本書内容に記載された診断・治療法による治療上の責任を著者および出版社は負いかねますのでご了承ください。

CHARACTER
登場人物紹介

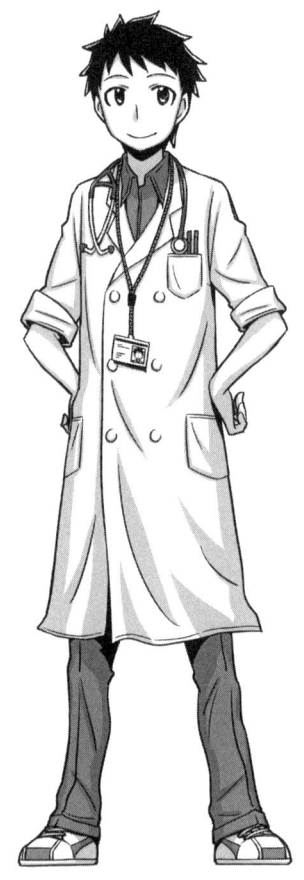

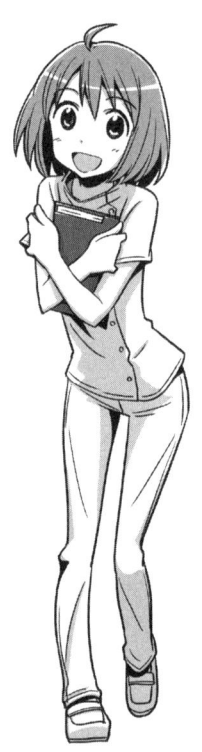

正実 (まさみ)
主人公。循環器内科医を目指し、栃木から高知にやってきた研修医。メモ魔。

多香子 (たかこ)
可愛い系の心エコー検査技師。地元高知の出身で、正実と同期で就職。

男

心機能を４つの線を使って理解することを推奨する謎の医者。

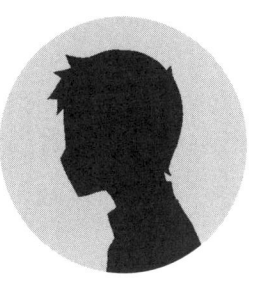

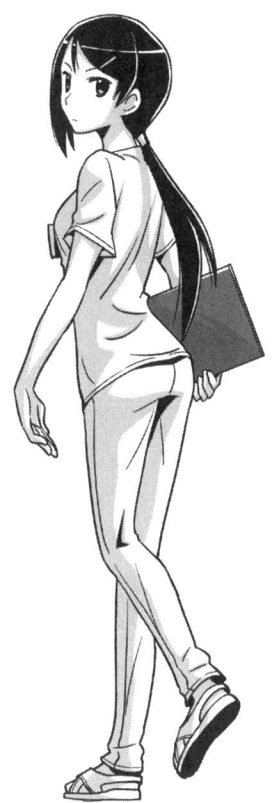

夕美 (ゆみ)

集中治療室の看護師。怖いところがあるがモデル並みの体型と美貌を持つ。

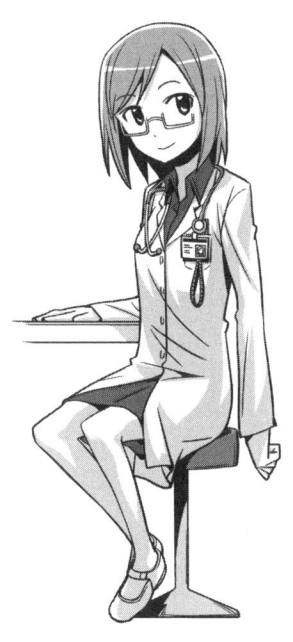

小春 (こはる)

正実の後輩研修医。京都出身のお嬢さんで、小悪魔的な性格。

第1章

メルクマールとは

【南国土佐といっても３月は意外と冷える】

南国市にある高知空港から高知市へと向かう連絡バスの中で、正実は真新しいメモ帳にそう書き込んだ。彼が高知へやってきたのは、4月から高知市にある研修指定病院、叙寺院(じょじいん)病院で研修医として働くことになっているからである。

彼は幼い頃から何でもメモに取るのが癖だった。学校で学んだこと、部活のバスケットボールで指導されたこと、晩ご飯のメニュー、思春期を迎えてからはその日見かけた美人のことまで… いわゆるメモ魔だ。メモを見れば大昔の些細なことまで思い出すことが可能なほど、その時々の出来事や気がついたことを日記代わりに片っ端から書き留めていた。

そうしてたまったメモ帳は、小さな段ボール1箱分にもなる。その段ボールはこれから向かう新居へすでに送っていたのだが、高知＝南国というイメージから、厚手の服を実家がある栃木に置いてきてしまっていた。バスに揺られながら彼はそのことを後悔し、【厚手の服を実家から送ってもらうこと】とメモ帳に書き加えた。

叙寺院病院は地域の中核病院だ。医師になって1、2年目のいわゆる研修医は、スーパーローテーションという制度で、各科を回らなくてはならない。叙寺院病院では、最初の1年間は循環器内科、消化器内科、呼吸器内科、内分泌内科、血液内科の内科全体を同時に研修するシステムをとっている。正実は全身を診ることができるというイメージから循環器内科に興味を持ち、循環器内科医になることを志望していた。

叙寺院病院では、循環器内科部長の先生のほかに３人の循環器医師がいる。正実は、この病院では、臨床だけでなく研究も同時にできるということを聞いて、叙寺院病院を希望したのだった。

　付け加えておくと、海のある街に憧れを持っていたことも高知行きを後押ししていた。そのため、メモ帳にはあらかじめ調べた観光スポットもいくつかしたためていたのだが、新居で荷解きをしたり、生活必需品を買いそろえたりしているうちに、慌ただしく時間は過ぎ、叙寺院病院での勤務初日を迎えた。

　早朝のカンファレンスで緊張の面持ちで自己紹介をしたのち、循環器内科の部長からすぐに２人の患者さんを担当するように言われた正実は、医師になったことをヒシヒシと実感した。それぞれの患者さんに対し、循環器内科のドクターと正実の２人で担当することになり、働きだしてから２週間があっという間に過ぎていった。その間、緊急で入院した患者さんも含め６人を担当した正実だが、治療に参加しているという実感は湧かなかった。

　もちろん、夜間の救急にも行き、夜も病棟から呼び出しがかかればすぐに出向き、指導医の助けを借りながらいろんな手技の経験もしていたのではあるが、ある悩みを抱えだしていた。どの患者さんも指導医である先輩のドクターがいつの間にか治療をして、良くなって退院していた。退院する数日前には指導医から「もうすぐ退院だよ」と言われるのだが、その予想がまったくできなかったのだ。

　指導医は「だいたい、入院から退院までの流れはわかってきた？」だとか「とりあえずたくさんの経験をすることが大事やで」だとか

声をかけてくれるのだが、正実は「はい…」といつも元気なく答えるだけだった。

　「なんとなく患者さんの診察をして、なんとなく退院していく。最初はこんなものかなあ」とも考えたが、なんとなく釈然としない思いが募っていく。しかし、忙しい指導医をつかまえて「どうすれば入院から退院までの流れがわかりますか」と聞くには勇気がいるし、「他の研修医は当然知っていることなのかもしれない」と思うと、怖くてなかなか聞くことはできなかった。不安はあったが、「そのうちわかるんだろうか」と考えるしかなく、とりあえずはこの悩みについて、【ああ、早くいろんなことを覚えたい。いっそ10年後にタイムスリップできたらなあ】などとメモを取るしかなかった。

＊　＊　＊　＊　＊

1-1

心不全の患者さんは
なぜ退院できるのか

男「正実君、さっそく壁にぶつかったようだね。患者さんがいつの間にか退院してしまうき、上司の先生の治療を惰性で後追いするだけになってるがぜよ!」

　めちゃくちゃな土佐弁で正実に話しかけた男は、正実のメモ帳をめくりながら言葉を続けた。

男「メルクマールって言葉を知らないだろ？ 外来でも一緒だけど、君たち研修医はまず、入院患者さんを受け持つ。患者さんはどこかが悪くなって入院するだろ。そしてそれが良くなって退院するんだ。何をもって退院できるのかを考えるんだ。その指標をドイツ語で **Merkmal(メルクマール)** というがぜよ!」

正実「メルクマール…知りませんでした」

男「これまで君が受け持ったのは、心不全症例が多かっただろ？ 心不全だったら何をメルクマールにする？ 思いつくまま言ってみて」

正実「たとえば、体重…ですか？」

男「体重。えいよね。体重をメルクマールにした場合だと、たとえば元々50kgの人が、水が溜まって55kgになって入院。そして、50kgになって退院するといった具合だね。他には？ まだまだたくさんあるぜよ」

正実「レントゲンは？」

男「それもえいね。入院時にレントゲンで肺うっ血、心拡大、胸水が見られた。そして、それがなくなったから退院とする。いいじゃないか。まだまだあるぜよ」

正実「う〜ん……他に何が…」

男「たとえば聴診。Ⅲ音と湿性ラ音（P.58脚注参照）が聴かれていた人がどちらもなくなり退院する。じゃあ、浮腫をメルクマールにした場合はどうなる？」

正実「浮腫がなくなったら退院？」

男「そう、足がパンパンに浮腫んでいたのが、スッキリと浮腫みがなくなったから退院。頸静脈の怒張なら、座位で著明に観察可能だったのに、治療によって座位では観察不能になったから退院する。SpO₂なら、入院時に酸素5L/minで92％だったのが、治療によっ

て room airで100％になったから退院する。他にもいっぱいあるから、心不全症例などの主なメルクマールの例を表にしておいたよ（図1-1-1）。このメルクマールという考え方は、心不全や循環器だけのものではなく、たとえば肺炎ならCRP、腎炎だったら蛋白尿といったものをメルクマールにできるんだよ」

▼ メルクマールの例

図1-1-1

疾 患	メルクマール	増悪時	改善時
心不全	体 重	55 kg	50 kg
	レントゲン	心拡大、肺うっ血、胸水あり	心胸郭比の低下、肺うっ血・胸水消失
	Ⅲ音、ラ音	あり	消失
	浮腫、頸静脈怒張	あり	消失
	SpO$_2$	92％（O$_2$ 5L/min）	100％（room air）
	血液ガス（PaO$_2$）	60 mmHg（O$_2$ 5L/min）	85 mmHg（room air）
	症 状	起座呼吸	6分間歩行で症状出現なし
	心エコーで左房圧・体うっ血の所見	あり	なし
	Hct	薄め（低下）	正常化
	BNP	1000 pg/mL	80 pg/mL
肺 炎	CRP	上 昇	低 下
腎 炎	蛋白尿	多 量	低 下

正実「いろんなメルクマールがあるんですね」

男「そう。次の受け持ちのときは、何をメルクマールにするか考えるようにね。完全に元の状態に戻すことができない症例も多々あるけど、そういう場合でもメルクマールを決めて、ある程度の落としどころを考えて治療することも大事なんだ。たとえば、在宅酸素療法でも大丈夫ならば、そのやり方などを指導して、理解してもらえたら退院。退院後の家族の介護が大変そうなら、介護保険について説明し、道筋がある程度たてば退院とかね。このメルクマールという考え方は、非常に大事ぜよ！ そのうちカンファレンスでも聞かれるようになるから、必ず考えるようにするといいぜよ！」

＊　＊　＊　＊　＊

　ピリピリピリとPHSが鳴る。部長の先生からだ。「正実先生？　また今日も一人入院があるよ。心不全の人だよ。うちの若手にも言っておくからね」。

　正実は、元気よく「はいっ」と返事した。

　メルクマールという考え方を知ってから1週間。カルテの記載方法もまとまり、指導医から治療を教わりながら、「そろそろ退院ですか？」と聞くと、「おっ、わかってきたじゃない」と言ってもらえるようになった。「今回の症例もメルクマールを考えないとな」と思いながら患者さんに挨拶するために病棟へ早足で歩いて行った。

　メルクマールを知ったことで疑問が一つ解けた正実は、ようやく心に余裕ができていた。高知を楽しみたい気分になり、まずは高知城の近くで毎週開かれている日曜市にでも行ってみようと決めていた。

第1章

◆ メルクマール

1) 患者さんは悪くなって入院し、良くなって退院する

2) その患者さんは何によって状態が良くなっているか、そして退院できるか?

→ その経過をみていく指標を「Merkmal (メルクマール)」という

例) 心不全の患者さん: 症状、浮腫、体重、視診・聴診所見、
　　　　　　　　　　レントゲン所見、心エコー所見など

高知を案内してくれる女性は誰かいないかな。

column 1

心血管疾患のブラックボックス

　心血管疾患には、何かしらの病因が引き金(トリガー)になって、心臓の細胞に悪さをする経路があります。極端にいうと、この経路には、炎症、酸化ストレス、交感神経の興奮、レニン・アンジオテンシン・アルドステロン系(RAS)の亢進の4つがあります。これらは疾患や病因によって複雑かつ難解なので、単純に考えるためにこれを「ブラックボックスの経路」という名前にして話を進めます。

　ボックス内で4つの因子が互いに干渉し合い、結果としてボックスを出てくるときには疾患の発症・進行が見られること、まだ研究段階であるデータも多いこと、そのボックス内は細胞レベル・ホルモンレベルであり特殊な検査をしないと判断しにくいこと…などから「ブラックボックスの経路」と名づけてみました(図[コラム]1-1)。

▼ ブラックボックスの経路

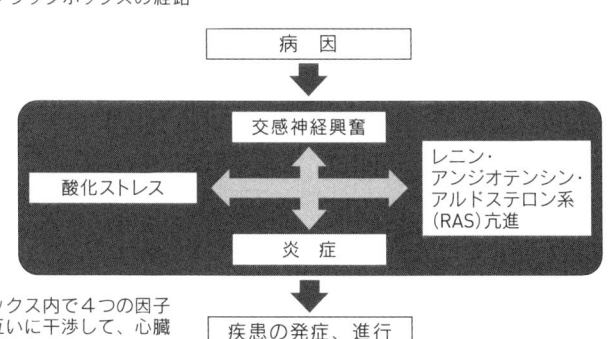

図[コラム]1-1

たとえば、"メタボリック症候群"という病因があり、ブラックボックス内に入ると、4つの因子の1つ〜すべての因子が悪さをして、"冠動脈のプラーク形成"ができあがります。ほかには、"心筋梗塞を発症した"という病因がブラックボックス内に入ると"左室リモデリングが進行する"とか、"急性心不全を発症した"という病因がブラックボックスに入ると"心機能がさらに悪くなった"などといった例があげられます。

　心不全を例にとると、心不全を起こして血行動態が悪くなり、交感神経が興奮することで、RASが亢進します。RASの亢進は心筋の線維化を助長し、より心機能が悪くなって交感神経が興奮するという悪循環に陥ることになります。

　もちろん、これがすべてではありません。多種多様な経路があります。すべてを理解することも面白いと思いますが、大きな枠組みとしてはシンプルに4つだけ、と考えてもよいのではないのでしょうか。

　ブラックボックスに注目することによって、治療法も変わってきます。たとえば、心筋障害という便利な言葉があります。さまざまな疾患や病因などのいろいろな引き金の影響で、心筋細胞が障害を受けることを心筋障害といいます。結局のところ、そういった引き金によって、ブラックボックスが関与して心筋障害は起きます。そうして、何らかの引き金がブラックボックス内の4つの因子を亢進させて、心機能が低下してしまいます。

　心臓・血管病の治療では、この引き金を除きながら、4つの因子にも注目して治療をすることが必要です。具体的には、うっ血性心不全の人に対して、RASの亢進や交感神経の興奮を抑制する効果のある

hANPを使用しながら治療する場合と、そういった効果のない利尿薬や硝酸薬などだけで治療する場合で、心筋障害が前者の場合に最小限で済むとすれば、心不全の再発が少ない可能性が示唆されています。

　数値化しやすくわかりやすい指標（体重、血圧、心拍数など）だけをターゲットにせず、こういったブラックボックス内も意識して急性期、慢性期の治療にあたる必要があると思います。

第2章

第一の線：

基本の線
―僕らはこの線上で生活している

「ねぇ、正実先生。ちょっとえい？」

正実を呼び止めた声の持ち主は、新人検査技師の多香子だ。専門学校を卒業した彼女は、心エコー室にこの4月から正実と同期配属されていた。タイトな白いKC姿が爽やかな多香子は21歳。よく気がつき、かわいい顔立ちから、他の研修医や医師の間で評判になっている。小さな顔で大きな目、身長はさほど高くなく、155cmくらいといったところだろうか。

心エコー室では正実と2人で検査をすることが多く、よく話しかけられるために、正実は他の研修医から羨ましがられていた。

「どうしたの？」と正実が聞き返すと、多香子は話を続けた。

「心不全って言葉がよく使われるがやけど、教科書とかには、心不全は『ポンプ失調』って書いてあるがよね。ポンプ失調って何ながですかね？ 心臓の動きはあんまり悪うなくても、肺に水が溜まって心不全って診断されちゅう人もいるでしょ？ そもそも心不全っていう言葉が曖昧やし、わからなくなっちゃってきたがよねえ…。正実先生、教えてくれん？」

正実がメモ魔なら、多香子は質問魔ともいえるぐらい、何でも質問してくる。高知で生まれ育った多香子の土佐弁は、時折わからないこともあったが、それ以上に難解な土佐弁を話す年配の患者さんとの会話の勉強にもなるので、正実にとってはありがたかった。正実は、そんな彼女の期待に応えたくて、質問にすぐ答えられないときでも「今、ちょっと時間がないから今度説明するね」と言い訳をして、次の日までには国家試験の知識と上司の先生からの指導をフル

活用して答えていた。

　たとえば、動脈硬化についてや(**コラム2**、P.35参照)、BNPの考え方(**コラム8**、P.142参照)などだ。

　しかし、今度の質問は今まで以上にやっかいなものだった。というのも、正実自身が、心不全という言葉を十分に理解していなかったからだ。肺に水が溜まって息苦しいというイメージが強いのだが、一方で心臓がまったく動いていない場合、いわゆる低拍出症候群(LOS：low cardiac output syndrome)になってしまい、血圧が保てずに多臓器不全(MOF：multiple organ failure)になってしまう心不全もある…。正実も、確立された言葉の定義を知りたいと思っていたのだ。

　う〜ん…と頭を抱えて、正実はしばらく無言で考え込んでしまった。そんな彼を見て「どうしたが？ のうが悪いが？」と多香子が笑いながら聞いてくる。

　「考え込んでるだけなのに、笑いながら脳が悪いか聞くなんて！」とちょっと多香子のことが恐ろしくなった正実は、「大丈夫だよ！」とつい声を張り上げてしまった。「そうなが？ よかった。じゃあ、今度説明してね」と話して去っていった多香子が少し気まずそうで、正実にはそれが気がかりだった。

　しかし、正実の心配が長続きすることはなかった。「のうが悪い」というのは土佐弁で「具合が悪い」という意味だと、その晩ネット検索をして知ったからだ。多香子のかわいいいたずらだったのかとニヤつきながら、新しく知った土佐弁についてメモをした正実ではある

が、その前にされた質問について考えると、のうが悪くなってしまう思いだった。

　心エコー室にこもってそこにある本をいくつか読んでみたが、なかなか多香子の質問に答えられるだけの資料は見つからなかったのだ。ただただ、【心不全についてもっと詳しくなりたい】とメモを書くだけだった。

＊　＊　＊　＊　＊

2-1

まずは原則。
心不全の定義とForrester分類

「さて、次はここからかな」とメモ帳を見ながらつぶやくと、男は正実にまた変な土佐弁混じりの言葉で説明し始めた。

男「今回は、心不全についての話をするぜよ。**心不全には2つの定義があるんだ。**ひとつが『**末梢の組織、細胞の需要に見合うだけの血液を送り出すために、左室が拡張末期圧を上昇させなければならない場合**』。もうひとつが『**末梢の組織の需要に対して、心臓が血液を送り出せていない場合**』。心不全の定義は、この2つとされているがぜよ！」

正実「それだけ言われても…」

男「次のページの図を見てごらん（**図2-1-1**）。**Forrester分類**は知ってるよね。本来は、心筋梗塞時の血行動態を理解するためのものだけど、心不全の治療でも頻用する分類ぜよ」

正実「Forrester分類か。たしか、Ⅰ群からⅣ群まであったはずですよね…。Ⅳ群が一番悪いってことはかろうじて覚えてるけど、Ⅱ群とⅢ群は何でしたっけ？」

▼ Forrester分類

図2-1-1

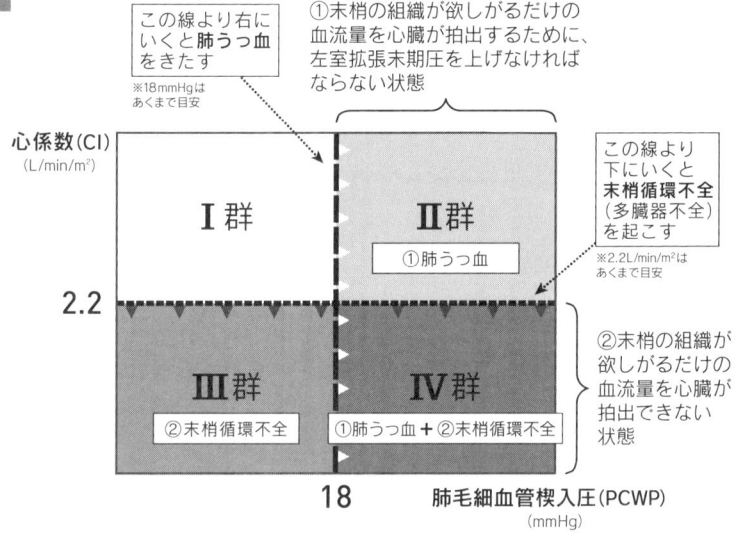

男「さっき話した心不全の定義の前者は、『末梢の組織は血液をもらえている』と言い換えられる。つまり心拍出量は保たれているけど、そのために左室の拡張末期圧を上げなくてはいけない。左房から左室へと血液が入りにくいから、肺から左房へも血液が流入しにくい状態なんだ。簡単に言うと、**肺うっ血を起こしている状態**。これはまさに、Forrester分類のⅡ群なんだ。後者の定義では、左室の拡張末期圧は関係ない。つまり、肺うっ血の有無は関係ないんだ。**末梢の組織が血液を供給されていない状態**なので、Forrester分類のⅢ群かⅣ群のことながよ。

たとえば、**肺毛細血管楔入圧**（**PCWP**：pulmonary capillary wedge pressure）が18mmHg以上で肺うっ血が出現する、また**心係数**（**CI**：cardiac index）が2.2L/min/m²以下で末梢循環不全が出現すると仮定するね。ある患者さんのPCWPが18mmHg以上で、**左室拡張末期圧**（**LVEDP**：left ventricular end-diastolic pressure）や左房圧が高く、肺から左房へ血液が入りにくい数値だとする。その場合、患者さんの状態はForrester分類の図では中央の縦線より右にある。そして、CIが2.2L/min/m²以下だと中央の横線よりも下に患者さんがいるということになるね（図2-1-1参照）」

正実「PCWPというのは、LVEDPや左房圧と同じ意味なんですか？」

男「いや、イコールじゃない（**コラム8**、P.142参照）。ただ、密接に関係していて、相関はするよ」

正実「PCWPが高いと肺に血液が溜まっていることを表し、CIが2.2L/min/m²以下だと心拍出量が少なくて、末梢の細胞が必要な血液を心臓が供給できないということですね」

男「そうだね。つまり、心不全には、**肺に水が溜まっているけど重要な臓器には血液が送り出せている心不全**（II群）、**肺に水は溜まってないけど重要な臓器に血液が送り出せていない心不全**（III群）、そして、**肺に水も溜まり重要な臓器に血液を送り出せていない最悪の心不全**（IV群）…この3つの心不全があるわけだね」

正実「そっかあ、心不全でもForrester分類は使えるんですね。ところで、PCWPが18mmHg以上だったら、必ず肺うっ血を起こしているんですか？」

男「いや、そうじゃないぜよ。肺うっ血は腎機能や貧血、感染症の有無、血管透過性など様々な影響を受けるので、必ずしもPCWPが18mmHg以上で肺うっ血になるというわけじゃないんだよ。もっと低い値で肺うっ血をきたす例もあれば、逆もある。この辺は循環器だけの知識じゃなく、内科全般の知識が必要になるね」

2-2

Frank-Starlingの法則における
2つの落とし穴

男「次は**Frank-Starlingの法則**ぜよ」

正実「あ、それは知ってます。**前負荷**をかけると心拍出量が増える、という法則ですよね」

男「その通りだね。じゃあ前負荷という言葉は何のことかわかっちゅうかえ？」

正実「うーん、心臓に戻ってくる血液の量のことかなあ」

男「そうだね。厳密には、**左心室の拡張末期の心筋長を最も長くする容量や圧**のことだね。そうそう、話は戻るけどFrank-Starlingの法則には、おそらく君が知らない2つの落とし穴があるんだ」

正実「落とし穴？ けっこう単純な法則だと思ってたんですけど…」

男「Frank-Starlingの法則を理解したつもりだったかもしれないけど、次ページの図を見てごらん（**図2-2-1**）。君が想像しているのはこんな感じだよね。Frank-Starlingの法則は簡単に言うと、弓の弦を

大きく引けば矢が遠くまで飛んでいくことと同じなんだ。つまり、心臓という弓の弦をより引くと、血液という矢をより勢いよく飛ばせるということだね」

▼ Frank-Starlingの法則

図2-2-1

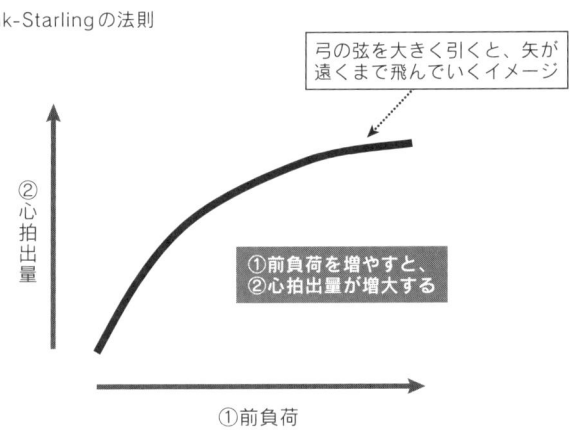

弓の弦を大きく引くと、矢が遠くまで飛んでいくイメージ

② 心拍出量

① 前負荷を増やすと、② 心拍出量が増大する

① 前負荷

▼ Frank-Starlingの法則の落とし穴①

図2-2-2

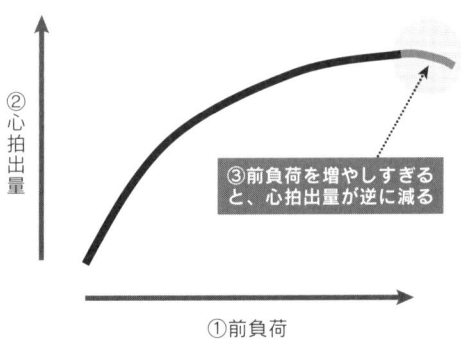

② 心拍出量

③ 前負荷を増やしすぎると、心拍出量が逆に減る

① 前負荷

正実「この線はよく目にしました」

男「この図はほとんどの人が見たことがあると思うけど、実は前負荷をかけすぎると逆に心拍出量が少なくなってしまうがぜよ。この傾向は特に心機能が悪い人ほど顕著になる。つまり、**心機能が悪い人は、前負荷の量にひと際気をつけないといけない**わけだね。この理由は、前負荷の増加し過ぎで、後負荷（第4章参照）が上昇してしまうことに起因するんだ。簡単に言うと、前負荷を増やしすぎたために、血管内がいっぱいになり、心臓から血液が出にくくなってしまう。それで心拍出量が減ってしまうというイメージだね（図2-2-2）」

正実「そうなんですね…。前負荷はかければかけるほどいいんだと思ってました。じゃあ、もう一つの落とし穴っていうのは？」

男「2つ目の落とし穴は、**この線はあくまで心機能が正常の場合の線**だということ。**心機能の状態によって、この線の傾きは変わってしまう。正常でない場合、いろんな傾きがあるがぜよ**」

正実「どういうことですか？」

男「ここで言う心機能とは心収縮性、つまりゴムの縮む性能のことなんだけど、心機能が悪い人の線は傾きが低くなる。引き伸ばしても、大きな力が得られにくいんだ。心機能が正常の人の線以外に、軽度〜

中等度の心機能障害がある人の線、高度の心機能障害がある人の線を足して3本にするね」

男はそう言いながら、図に線を2本付け加えた（図2-2-3）。

正実「たしかに、学生の頃は心機能が正常の人のFrank-Starlingの法則しか覚えなかったけど、実際には図に書かれたように、心機能が悪い人もいるわけですね。でも、なぜ3本なんですか？」

男「うん、べつに2本でも5本でも100本でも1兆本でもいいんだけど、簡潔に説明するために3本にしてみたんだ。実際には線の傾きや性質は無限にあるから、あくまでもこの3本を目安にして、だいたいどのくらいの傾きかを想像できるといいね」

正実「なるほど。ところで、前負荷をかけ過ぎると逆に心拍出量が減るっていうのは、臨床的にはどういう状況なんですか？」

男「たとえば、尿が出なくなる無尿の状態で、血圧も下がり気味になった心不全の患者さんに、持続血液濾過法（CHF：continuous hemofiltration）を施行する。ここでは透析治療による除水、つまり、体にとって余分な水分を抜くことと考えてね（CHFについてはコラム3、P.36参照）。それによって1日で1000mLマイナスバランスにすると、急に血圧が上昇するということがしばしばあるんだ。この

現象が心拍出量が増えたことによるものなのか、血圧を低下させるサイトカインが減少したからなのか…そういった不明な点も多いとは思うけどね」

正実「そういえば、上司が受け持っている患者さんで、そんなことがICUでありました」

男「そういう患者さんの透析中、実際にSwan-Ganzカテーテルや心拍出量を測定できる動脈圧ライン（A-line）による観血的な指標で心拍出量が増えている。そのことからも、前負荷のかけ過ぎが悪いことがわかるよね」

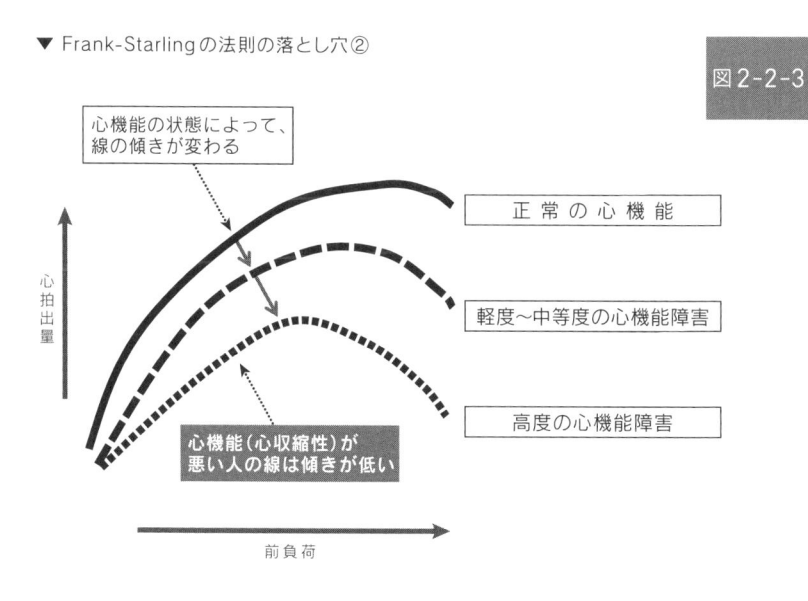

▼ Frank-Starlingの法則の落とし穴②

図2-2-3

```
心機能の状態によって、
線の傾きが変わる
```

```
正常の心機能
軽度〜中等度の心機能障害
高度の心機能障害
```

```
心機能（心収縮性）が
悪い人の線は傾きが低い
```

縦軸：心拍出量
横軸：前負荷

2-3

Forrester分類にFrank-Starlingの線を重ねてみる

男「さあ、今2つのことを教えたよね」

正実「Forrester分類とFrank-Starlingの法則ですね」

男「そうぜよ！ そしてこの2つを組み合わせると、より理解が深まるし、心不全の治療・管理がしやすくなるよ。組み合わせるというのは、具体的にいうと**Frank-Starlingの線をForrester分類に重ねるんだ**」

正実「どういうことですか？」

男「まずはFrank-Starlingの法則で心収縮性が正常の人の線をForrester分類に重ねてみるね。すると、この図のようになる（図2-3-1）。僕も君も心機能は正常なわけだ。多くの人は正常だから、この重ねたFrank-Starlingの法則の線上で生活しているがぜよ」

正実「線上ってどういうことですか？」

男「まず、僕や君が水を飲むだろ。そうすると、その水は小腸から

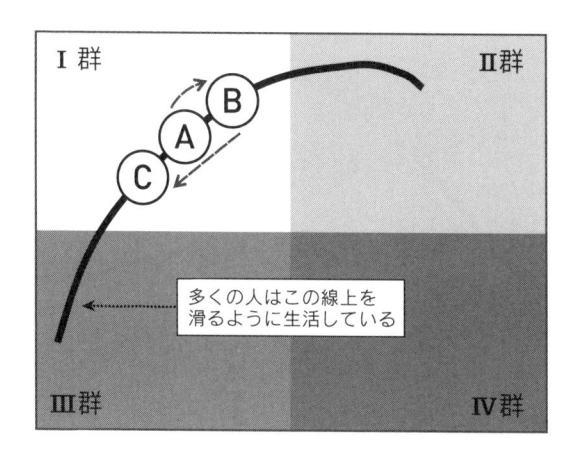

▼ Forrester分類にFrank-Starlingの線を重ねる①

図2-3-1

```
 Ⅰ群                                    Ⅱ群
        ┌─B┐
       ┌A┐
      C
                多くの人はこの線上を
                滑るように生活している

 Ⅲ群                                    Ⅳ群
```

吸収されて血管内に入るわけだ。そのことを図で表すと、Aの位置からBの位置に移動することになる。そして、君の腎臓が尿を作って膀胱に尿が溜まると、BからCの位置へ移動する。こうして普段の生活を僕らは送りゆうがよ」

正実「ふんふん、なるほど。この線の上を滑るように生活してるのかあ」

男「でもね、こんなことやったことないけど、心機能が正常の人でも、たとえば10分間で生理食塩水を50L輸液されると、**図2-3-2**のようにA点からD点に移動して、Forrester分類のⅡ群の心不全に

▼ Forrester分類にFrank-Starlingの線を重ねる②

図2-3-2

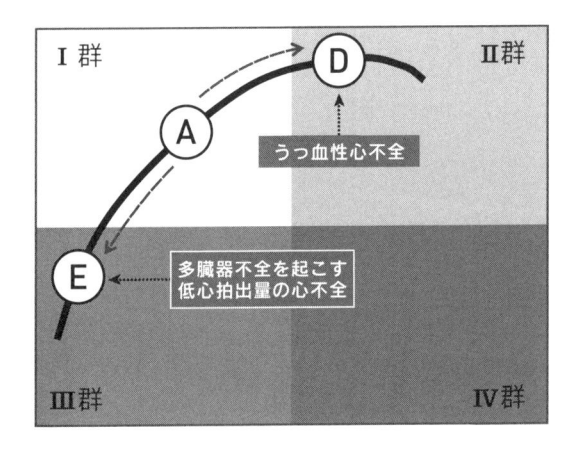

（図中ラベル：Ⅰ群、Ⅱ群、Ⅲ群、Ⅳ群、A、D、E、うっ血性心不全、多臓器不全を起こす低心拍出量の心不全）

なってしまうがぜよ。それに、50Aのフロセミドを静注したり、砂漠で3日間飲まず食わずでいたりすると、脱水で血管、心臓の中がカラカラになってしまう。A点からE点に移動して、Forrester分類のⅢ群の心不全になっちゃうがぜよ。

　要するに、心不全は水が溢れて困るというイメージが強いんだけど、砂漠でカラカラになる心不全もあるということを言いたいんだ。さっき心不全には3種類あると言ったように、水がたまるうっ血性心不全だけでなく、体中のいろんな細胞に血液が送れなくなって、多臓器不全を起こす低心拍出量の心不全もあるわけだよ」

正実「ふむふむ〜」

男「今回教えたのは、前負荷と心拍出量についての線ぜよ。実は、心機能は4つの線ですべて理解できるようになってるんだ。少しずつ勉強していくぜよ！」

　正実にひと通り説明し終わると、男は左手の使い古されたオメガの時計を見た。夜の10時過ぎということを確認すると、彼は気分転換の散歩に出かけていった。

＊　＊　＊　＊　＊

　心不全について理解した正実が、多香子の質問にやっと答えることができたのはゴールデンウイーク直前のことだった。
　「すごーい、さすが正実先生やねぇ、いろいろ詳しいがやねえ」と喜んでくれる多香子に、正実は思い切って「まぁ…ね。それよりさ、いい居酒屋を見つけたんだ。今日、暇かい？」と提案してみた。
　女の子を誘うのは久しぶりだ。心臓はかなりバクバクしており、心収縮性は上がり、心拍数は上昇し、心拍出量が増えているのが悲しいくらいわかる。どんな答えが返ってくるのだろう…。
　多香子は「えっ、うん。特に用事はないけど…どこか連れてってくれるがですか？　楽しみやわっ」とニコッと白い歯を見せながら、返事をしてくれた。
　「よかったぁ〜」と心の中でガッツポーズをした正実の心拍出量は、増大したままだった。
　正実は勉強の合間に地元のタウン誌とインターネットで調べに調べた。勤務が終わり、叙寺院病院の職員出入り口から少し離れた十字路で多香子を待つ彼は、ポケットの中でこれから向かう店のクーポン券を握りしめていた。高知の地酒を楽しめ、カツオの塩タタキや地鶏の土佐ジローを使った料理も評判の居酒屋だ。
　ただ、お店でクーポン券を出そうとしたところ、手汗でびしょびしょになっているのに気づき、恥ずかしさから結局もう一度ポケットにしまいこんだのではあるが。

とはいっても、多香子との距離が縮まったこともあり、正実の心は高知の天候と同じく、徐々に暖かくなっていた。ほろ酔い気分で自宅に戻ると、【いつかクーポンじゃなくて多香子ちゃんの左手を握りしめたい】とメモにしたためて、眠りについたのだった。

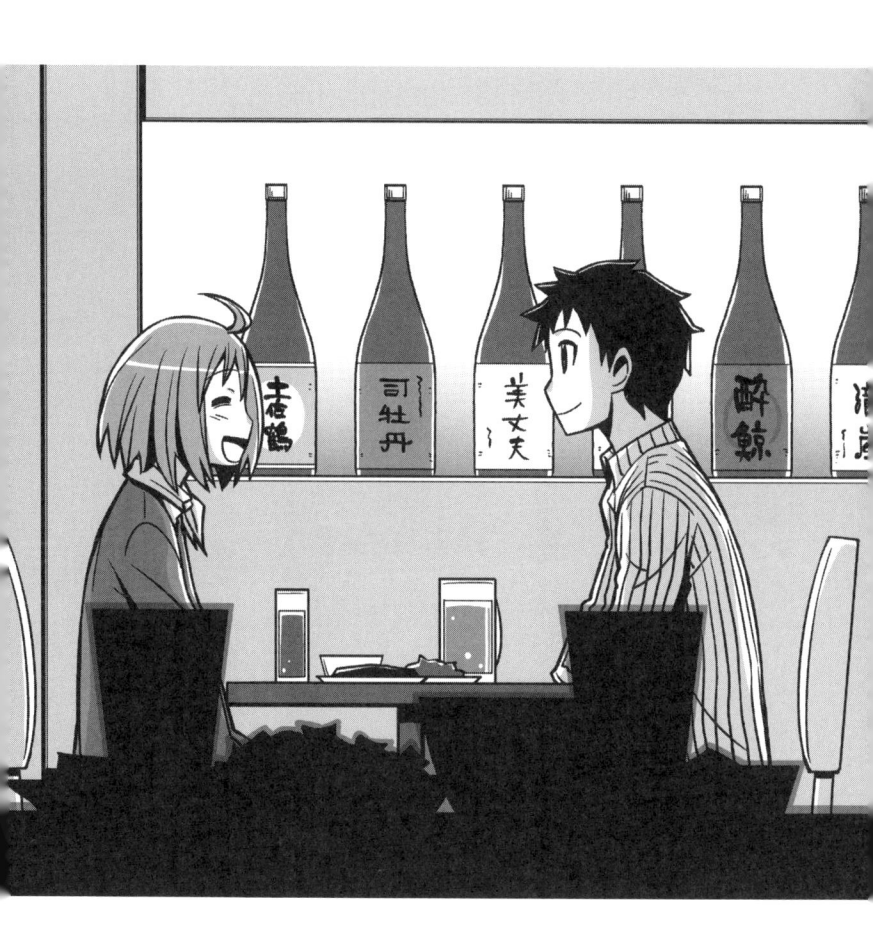

第2章

◆ 3種類の心不全

　1) 肺に水が溜まっているが、重要な臓器には血液が送り出せている

　2) 肺に水は溜まってないが、重要な臓器に血液が送り出せていない

　3) 肺に水が溜まり、重要な臓器に血液が送り出せていない ← 最悪の心不全

◆ 前負荷 ＝ 左心室の拡張末期の心筋長を最も長くする容量や圧力

◆ Frank-Starling の法則 → 前負荷をかけると心拍出量が増える

　この法則には2つの落とし穴!

　　1) 前負荷をかけ過ぎると、心拍出量が逆に減る

　　2) 心機能の良し悪しで、前負荷に対する心拍出量の反応は異なる

◆ 第一の線は、前負荷と心拍出量についての線

　Forrester 分類に Frank-Starling の法則の線を重ねる

　　　　　　　　　　　→ 心不全の治療・管理がしやすくなる

　　　　　　　　　　　　　　　多香子ちゃんは僕の心拍出量を増加させる。

column 2

動脈硬化と動脈の種類

　動脈硬化には、「動脈壁が肥厚する」、「動脈が弾力性を失う」、「血管障害を引き起こす原因となる」の３つの要素があります。動脈硬化の発生には現在２つの説があるようです。

　１つ目は「酸化ストレス説」で、酸化LDLがマクロファージに取り込まれ、泡沫細胞となりプラーク形成し、同時に平滑筋細胞も増殖してくるという説です。２つ目は「骨髄前駆細胞説」で、血液巡回中の骨髄由来の細胞が血管内皮細胞障害部位に遊走してきて、増殖しプラーク形成もするというものです。

　動脈は大きく３種類に分けられます。１種類目は"大・中・小動脈"で、固有の名前がついている血管のこと。これらは外膜、平滑筋細胞がある中膜、一番内側に内皮細胞を持つ内膜の３つで構成されています。これらは別名で弾性型動脈や筋型動脈などと分類されることもあります。

　２種類目は、その先のより小さな動脈で"細動脈"といい、内皮細胞と中膜に相当する一層の平滑筋細胞からできています。さらに、それよりも末梢の３種類目は"毛細血管"といって、薄い内皮細胞と基底膜からできています。

　血圧を決定している血管は大・中・小動脈であり、その圧によって細動脈や毛細血管の先の細胞に血液を送り込んでいます。末梢血管抵抗は、細動脈と毛細血管が決定している要因の１つです。

column **3**

透析の導入

　透析の導入の単純な考え方として、①水が溢れる（いわゆる溢水、うっ血がコントロールできない）、②カリウムが高い、③アシドーシスの補正、④尿毒症になっている…この４つが緊急時、慢性時の透析導入の大まかな基準と思われます。透析は血液浄化療法とも呼ばれ、血液をきれいにするという広い意味に使われます。

　上記の４つ以外だと、血液浄化療法（血液浄化療法≦体外循環法。体外循環というと人工心肺や補助循環のことも表します）として、薬物の吸着や排出目的、エンドトキシンやビリルビンの吸着目的などがあります。

　CHFやCHDFなどの言葉がありますが、Cはcontinuousのことで、持続的に（じっくりと）血液浄化をするという意味です。Hは血液を表すHemo、Fはfiltration（濾過：悪いものを圧力で押し出して、その後置換腋に置き換える）のことで、体外に引いてきた血液にものすごい圧力をかけて血球以外を分離させ、回路が体に戻る手前で置換液を加えて、血球と一緒に体内へ再度送り込むことです。Dはdialysis（透析：膜の周囲に透析液を流して、濃度勾配で血液をきれいにする）のことで、圧力はかけずに濃度差を利用して血液を薄めるというイメージです。

　また、ECUM（イーカム：体外限外濾過、簡単にいうと除水）という言葉があります。「ECUMをする」ということはCHFやCHD、CHDF

の中に基本的に含まれています。たとえば、CHFで100mL/hr抜いて80mL/hrの置換液を入れると、20mL/hrのECUMをしたということになり、CHDで圧力をかけて水を除水することもECUMといいます（この場合、CHD＋ECUMなのですが、「CHDで除水は1時間に40mLにしよう」などと表現されます）。ECUMをしなければ、体液量は変わらないことになります。「CHF、CHD、HD、CHDFをする」といっても、実際はECUMも同時にしていることが多いわけです。

　普段、週に3回透析をしている人の透析は、24時間持続ではなく4〜5時間かけて行う透析なので、CがつかずにHDということになります。ECUMだけをすることもあります。CHFやCHDと回路は同じで、置換液を加えなかったり、透析液を流さずに圧をかけて水成分だけ体外に出すのであれば、ECUMだけをするということになります。

　ちなみにシャントを上腕に作ると、シャントの維持に血流が0.5〜1.0L/min必要になります。後負荷の少ないシャントに血流が優先的に行ってしまうため、他の臓器に行く血液が少なくなるのです。心機能がかなり悪い人では、おいそれとシャントを作るのも困難ということです。そのような場合は、長期留置カテーテルを留置する方法もあります。

第3章

第一の線＋α：

心機能が悪くなった場合の線

高知で最も知られている人物といえば、やはり坂本龍馬だ。この前のゴールデンウィークには、高知の定番観光地である桂浜を多香子に案内してもらい、坂本龍馬像を見た。高知市の市街地を走る路面電車では桂浜までは行けず、車での移動がベストという、少し行きにくい場所ではあった。それでも車内で多香子との会話ははずみ、龍馬像とのスリーショットの写真も撮れたので、正実は満足だった。

　この頃には、正実の生活パターンもだいたい決まってきていた。午前7時のカンファレンスに出席し、帰りは午前様になることが少なくない。診療に当たって遅くなる日もあれば、勉強していてついつい遅くなる日もある。

　今日は、前者の理由で帰りが遅くなっている。昨日入院になった心不全の患者さんのムンテラを病棟で指導医としていたからだ。ムンテラとはもともとはドイツ語で、ムントテラピー（Mund-Therapie／説明することが治療である）という意味だ。病棟では、患者さんへの説明という意味で使用されている和製医療語である。

　ナースステーションでその患者さんのカルテを書きながら、ふと左手に巻かれた中古のオメガのシーマスターに目をやると、すでに午後11時を回っていた。自動巻きのオメガはそれなりに年季が入っており、細かい表面の傷もたくさんある。学生時代の彼女からプレゼントされたもので、もう別れて数年たつが、この時計だけはまだ愛用していた。

　「最近この時計調子悪いんだよな。時計屋に持って行って調節しないと」などと思っていると、「正実先生、お茶とケーキでも食べん

かねぇ。休憩室に出しとくきね」と話しかけられた。この時間にカルテを書いていると大変そうに見えるのか、準夜勤のナースたちがお菓子やお茶を出してくれることがある。

　疲れている研修医や医者にとっては心休まるひとときである。正実も「いつもすみませーん」と、ナースステーションの奥にある休憩室で暖かいコーヒーとケーキをいただきながら、iPhoneの電源を入れた。

　不在着信が1件とメールが1件届いている。いずれも多香子からだ。メールを開けると「今日も遅そうやね、お疲れ様です」と書かれていた。正実は疲れた体と心が解きほぐされたような感じになり、無意識のうちに多香子からのメールと同じ文章をメモ帳に書き加えたのだった。

　しかし、である。最近、正実は悩んでいた。指導医の先生は的確に利尿薬や強心薬、血管拡張薬などを用いて、心不全患者さんの血行動態を安定させていた。ただ、正実は治療を受ける患者さんが、今現在どういう状態で、どんな治療が必要なのかがまったく理解できないでいたのだ。心不全の定義を理解したことで、全員に利尿薬だけでいいという固定概念は捨てられたのだが、それをうまく応用することができずにいた。実際の治療となるとお手上げ状態で、常に指導医に頼っていたのだ。

　自分もそのうち、いろんな薬を使いこなせるようになるのだろうか…。休憩室から出て、ナースステーションの机で受け持ち患者さんのカルテを見ながら、正実はメモを走らせていた。

＊　＊　＊　＊　＊

3-1

心機能が正常の人の線に加えて
2本の線を重ねてみる

男「自分の患者さんが今どういう状態にあって、治療をどうすればいいのか悩んでるってわけか。Forrester分類にはFrank-Starlingの法則の線を重ねないとあまり意味がないというのは前に話したよね。そして、ここでも3本くらいを重ねると非常にわかりやすいぜよ。この図を見てみよう（図3-1-1）」

図3-1-1

▼ Forrester分類にFrank-Starlingの線を3本重ねる

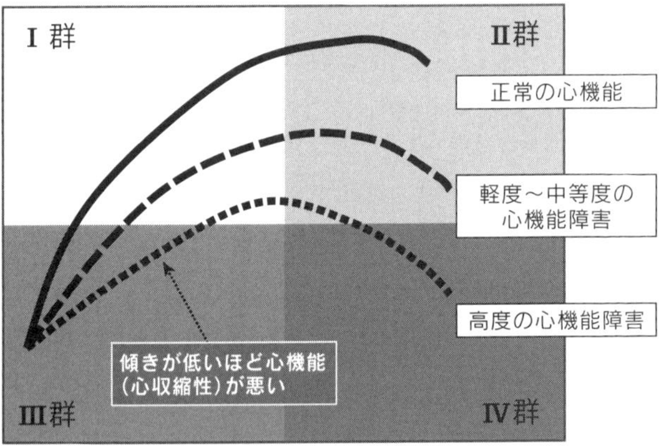

- 正常の心機能
- 軽度～中等度の心機能障害
- 高度の心機能障害

傾きが低いほど心機能（心収縮性）が悪い

I群　II群　III群　IV群

正実「心機能が正常の人だけではなく、悪い人の線も重ねるんですね？」

男「そう。前回は心機能が正常の人だけをForrester分類に重ねたから、さらに2本の線を付け加えるよ。ここでは軽度〜中等度に心機能が悪い人、高度に心機能が悪い人の2種類の線とするね」

正実「具体的にはどんな患者さんを指しますか？」

男「たとえば、小さな回旋枝の心筋梗塞の既往、高血圧や糖尿病が長期続いていて高血圧性心臓病や糖尿病性心筋障害などのある人が、軽度〜中等度心機能障害に該当するね。高度心機能障害は、前下行枝の心筋梗塞の既往、拡張型心筋症の患者さんなどだ。ちなみにこの『心筋障害』という言葉は非常に使いやすい言葉だから、覚えておくといいぜよ（第3章：3-3、コラム1、P.11参照）」

正実「傾きが低いから心収縮性が悪い。引いてもあまり遠くまで飛ばない性能の弓ってことですね」

男「そう、前負荷に対する反応が悪い。前負荷をかけていっても心拍出量に反応されにくいことが、図からもわかるよね」

正実「ここで言う心機能は、ゴムの力や性能のことだから、心収縮性

なんですよね。同じ前下行枝の陳旧性心筋梗塞の患者さんでも、非常に心筋障害が強い人、すぐに再灌流できて心筋障害が強くない人がいますよね。その収縮性の違いをみるにはどうすればいいんですか？」

男「君の言う通り、この線は疾患によって決まるわけじゃない。**いろんな指標を用いて、総合的にどのくらいの傾きの線なのかを判断することが重要**だね。例として、左前下行枝の梗塞の人は他の血管の心筋梗塞よりも悪くなりやすいってだけだからね。

　心収縮性を表現する指標は、観血的には**Emax**、**peak dP/dt**など。心エコー検査では僧帽弁閉鎖不全症（MR：mitral regurgitation）を利用したmax dP/dtや心時相解析による**等容収縮時間**（ICT：isovolumic contraction time）、組織ドプラ法で得られる僧帽弁輪移動速度の**s'**（エスプライム）、収縮期ストレイン、収縮期ストレインレートなどだね。よく耳にする**EF**（ejection fraction／駆出分画）は非常に優れた収縮能の指標だけど、収縮性を直接的に見ているわけではなく、様々な心・体指標の結果の値なんだ。でも、測定が簡便だし、循環器科以外の人にもわかりやすい共通の言語みたいなものだからEFは使いやすい指標だよね（図3-1-2）」

正実「Emaxとかpeak dP/dtとか、あと…いろいろ出てきたんですけど、それぞれ何を表すんでしょう？　EFは心臓が最も拡張した状態から何％の血液を拍出できるかの指標なので、高いほど心臓がよく動いている…それぐらいはわかるんですけど…」

男「Emaxはカテーテルを心臓内に入れて測定するんだけど、前負荷や後負荷の影響を受けない心収縮性のゴールドスタンダードの値なんだ。peak dP/dtも基本的にはカテーテルで測定する心収縮性を表す値で、前負荷の影響は受けるものの、Emaxと相関するとされている。そして、心エコーで簡便に測定できるs'は、peak dP/dtと相関するといわれているんだ。ただ、今は全部理解する必要はないよ。成書や詳しい本を読んで、今後理解していくといいよ。ただ一つ、s'だけは少し理解してくれるかな。心エコーの指標の一つなんだけど、組織ドプラという手法で測定できるんだ（図3-1-2参照）」

正実「そうですね。e'とかはいつもの心エコーで測定してるけど…」

▼ 心収縮性を表現する様々な指標

図3-1-2

検 査	指 標	特 徴
カテーテル検査	Emax	前負荷や後負荷の影響を受けないゴールドスタンダード
	peak dP/dt	前負荷の影響を受ける。Emaxと相関する
心エコー検査	max dP/dt	僧帽弁逆流を利用して計測。後負荷の影響を受ける。peak dP/dtと相関する
	等容収縮時間（ICT）	パルスドプラ法を利用して計測
	s'（エスプライム）	組織ドプラ法を利用して計測（コラム4、P.74参照）
	EF（駆出分画）	様々な因子の影響を受けるが、共通言語として簡便に利用しやすい

男「じゃあ同時にs'も見てることになるね。e'もs'もサンプルボリュームを僧帽弁の弁輪部に置いて、心筋そのものの動きの速度をパルスドプラ法で測定しているものなんだ」

正実「心筋そのもの？」

男「そう、収縮期の心筋の移動速度がs'、拡張早期の心筋の移動速度がe'ということだね。それぞれ、収縮という意味の『systole』のs、拡張早期という意味の『early diastole』のeからきているがぜよ」

正実「s'が速いと、心筋の動きが良いってことですか？」

男「一概にイコールではないけど、だいたいそのイメージで合ってるね。心筋が収縮する速度が速いのは間違いない。さっきの理屈でいくと、心収縮性とはほぼイコールの意味を持ってるよ。今後は心エコーを撮るときにはs'にも注目してみるとえいよ」

正実「EFはs'とは違うんですか？」

男「そうだね。相関はするよ。つまりs'が速いと、その結果EFも高いということだね。でも、イコールではないよ。s'は心筋そのものの動きだけど、EFは心筋そのものの動き以外のいろんな因子の影響を受けるからね。ただ、**心臓の収縮能をみるときは、s'で収縮性だけを**

評価するのではなく、EFで評価するのが一般的だね。s'が低いから心臓の機能が悪いって言っても他科の先生には通じにくいし、実際僕らも一般臨床ではEFを最も使いゆうがよ（第3章：3-3参照）」

3-2

心機能が正常の人と
かなり悪い人との違い

男「よりわかりやすくするために、心機能が正常の人と、高度に心機能が悪い人の2つの線だけにしてみるね。この図を見てごらん（図3-2-1）。心収縮性が高度に低下している人は、心筋障害が強い、梗塞で細胞が少ないといった理由で心収縮性が弱くて、傾きが小さいことがわかるね。この2人に同じ量の点滴、たとえば1000mLの生理食塩水を輸液した場合、図では線上を進む長さは同じということになる。正常の心機能を持っている人では、上方向への増大幅が大きくて、心拍出量は大きく増大するよね。一方で、心機能が悪い人では心拍出量の増大幅は相対的に少なく、さらに右方向に進みやすいので、肺うっ血を容易にきたしやすいことがわかるよね」

正実「普段行っている輸液の治療を図で示すとこうなるんですね」

男「『心不全の患者さんには輸液の速度や量を慎重に細かく設定しろ』と耳にタコができるほどいつもいわれている理由がわかったでしょ。逆に、フロセミドをほんの2A静注すると、低心拍出量（low cardiac output）になってしまう。つまり**心機能が悪い人は、I群でいられる範囲が狭い**といえるんだ（図3-2-2）」

▼ 心機能が悪い人は心拍出量の増大幅が少ない

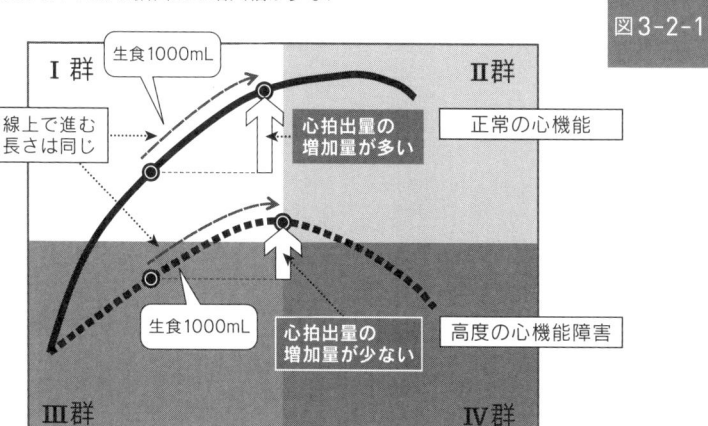

図3-2-1

- 生食1000mL
- 線上で進む長さは同じ
- 心拍出量の増加量が多い
- 正常の心機能
- 生食1000mL
- 心拍出量の増加量が少ない
- 高度の心機能障害

Ⅰ群　Ⅱ群　Ⅲ群　Ⅳ群

▼ 心機能が悪い人はⅠ群でいられる範囲が狭い

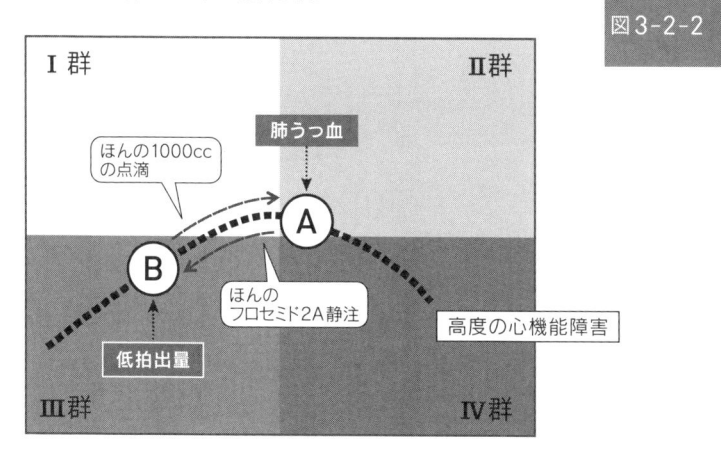

図3-2-2

- ほんの1000ccの点滴
- 肺うっ血
- A
- B
- ほんのフロセミド2A静注
- 低拍出量
- 高度の心機能障害

Ⅰ群　Ⅱ群　Ⅲ群　Ⅳ群

正実「じゃあ、肺うっ血が起こればフロセミドで水を体外に出して、低心拍出量になれば水を入れればいいんじゃないですか？」

男「たしかにそうなんだけど、一度肺うっ血や低心拍出量になれば、心筋障害を引き起こす因子、サイトカインなどが影響してしまう。そして、RAS（renin-angiotensin-aldosterone system／レニン・アンジオテンシン・アルドステロン系）亢進、交感神経興奮、炎症、酸化ストレスの影響から、ますます段階的に心機能が悪くなって（**コラム1、P.11参照**）、心収縮性の傾きが下がってくるんだ。他にも、腎臓への血流低下から腎機能が低下したりするので、ますますリカバリーが効きにくくなって、治療がしづらくなるんだ」

正実「治療できる範囲がより狭くなるから、輸液のし過ぎや利尿薬の使い過ぎに注意しなきゃいけないってことですね」

男「そういうことだね。普段の生活でも肺うっ血を起こさないような生活指導をしなければいけない。まとめると、一度Ⅰ群を外れてしまうと、今度は良くなりにくいので、厳重な注意が必要ってことぜよ」

正実「じゃあ、傾きが悪い人の治療はどうすればいいんでしょうか？」

男「患者さんをⅠ群の範囲に入れるということは、血行動態を良く

することともいえる。つまり、肺うっ血がなく、なおかつ細胞に血液が行きわたっているということだね。急性心筋梗塞（AMI：acute myocardial infarction）の場合はできるだけ早期に経皮的冠動脈形成術などで詰まった血管を再開通させ、心筋障害を少なくして傾きが低下する程度を少なくしないといけない。

　実際の心不全の治療においては、心筋障害を引き起こすサイトカインをブロックするβ遮断薬やRAS阻害薬、hANP（human atrial natriuretic peptide）を投与したり、心筋の負担を少なくするために安静にしたり、酸素を吸入させたりということも大事だね。また、心筋障害を引き起こすカテコラミン投与量をできるだけ少なくすることも大事だけど、それ以上にカテコラミンを使ってでも血行動態をいい状態に保つことが重要だね」

正実「肺うっ血や末梢循環不全を起こさない…つまり血行動態を良くすることと、心筋障害を少なくすることの2つが大事なんですね」

男「そう。**血行動態が悪くなれば心筋障害も進むし、逆に心筋障害が進めば血行動態も悪くなる**。2つは互いに関係し合ってるんだよ」

3-3

臨床で使える
第一の線

男「そして、最終的にはこういった図ができるぜよ(図3-3-1)」

男は、Forrester分類の4つに区切られた図の上に、3本のFrank-Starlingの法則に従った線を描き、線の端にs'の値をそれぞれ3、6、12と書いた。

図3-3-1

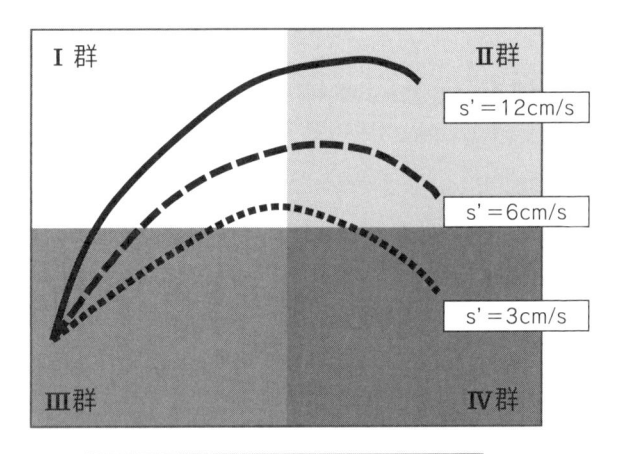

▼ 心収縮性の指標 s' を当てはめてみる

[I群　II群　s'=12cm/s　s'=6cm/s　s'=3cm/s　III群　IV群]

s'が高ければ心収縮性が良い

正常値：s'＝最低約8cm/s以上(参考値)

正実「この s' の単位はcm/sですね。心収縮性の指標として s' を使ったってことですね。s' の正常値はいくつなんですか？」

男「s' の正常値はここでは最低約8cm/s以上と考えてね」

正実「この s' が高ければ、心臓の機能が高いと考えていいんですね？」

男「そうだね。s' が高いということは、心機能の心収縮能のうち心収縮性がよいってことだね。とりあえず、s' が高いほど心臓というゴムの力が強いと思ってくれてもいいよ」

正実「少し話がそれますけど、心機能には収縮能以外には何があるんですか？」

男「**心機能は大きく分けて、拡張能と収縮能の2つがある**。この拡張能と収縮能は別々に考えるとわかりやすいけど、最近は1つのサイクル、連続したものとして考えた方がよいとされているね。
　じゃあ、図の説明に戻るよ。3、6、12などの数値や線はあくまで参考程度に考えてね。だいたい僕の頭の中ではこんな感じでイメージしているということだよ」

正実「でも、ICUや救急の現場では、持ち運びできるエコーの機械で検査をすることも多くて、時間的にも組織ドプラまで検査できないことも多いと思うんですけど」

男「そうだね。前に説明したように s'とEFは別物なんだけど、僕はEFでこの心収縮性の傾きを代用してもいいと思ってるんだ。君が言うように、状態が悪い人はエコー室で頻繁に組織ドプラ法まで含めた詳細な検討はできない。だから、僕はEFを傾きとして、この図を『イメージ』して治療の参考にしているよ。もちろん弁膜症や心筋肥大の具合、心臓の拡大度も同時に考慮するわけで、同じEF＝30%でも、何度も心不全を起こしている陳旧性心筋梗塞の30%と、初めて指摘された拡張型心筋症での心不全の30%では質が違うし、傾きも違う。陳旧性心筋梗塞の30%のほうが傾きが悪いことなどを考えながら図をイメージするんだけどね」

正実「やっぱりEFは重要ですよね」

男「そうだね。そうすると前に書いた図3-3-1よりも、実践的な図が最終的にできあがるんだ（図3-3-2）。これもEFの数値や傾きはあくまで僕のイメージだから、人それぞれ図をイメージできればいいと思ってる。ちなみに、EFが正常で拡張能が悪い人は、すでに収縮能も軽度に障害されているので、傾きをイメージすると正常者よりも少し傾きが低くなるよ。この図のようになるね（図3-3-3）」

正美「待って！ 今までに心機能、心収縮性、収縮能、拡張能、心筋障害という言葉が出てきたんだけど、その違いは何なんですか？ 混乱してきちゃったんですけど…」

▼ 心収縮性の傾きをEFで代用する

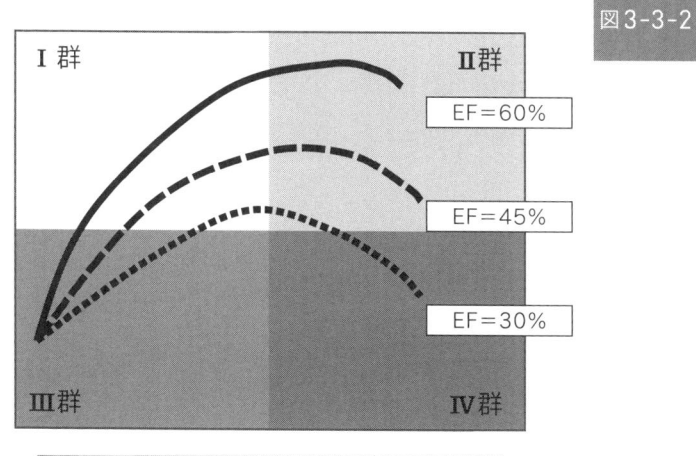

図3-3-2

I群　II群
EF=60%
EF=45%
EF=30%
III群　IV群

EFが高ければ心収縮性が良い可能性が高い

▼ EFが正常でも拡張能が悪い人は傾きが低くなる

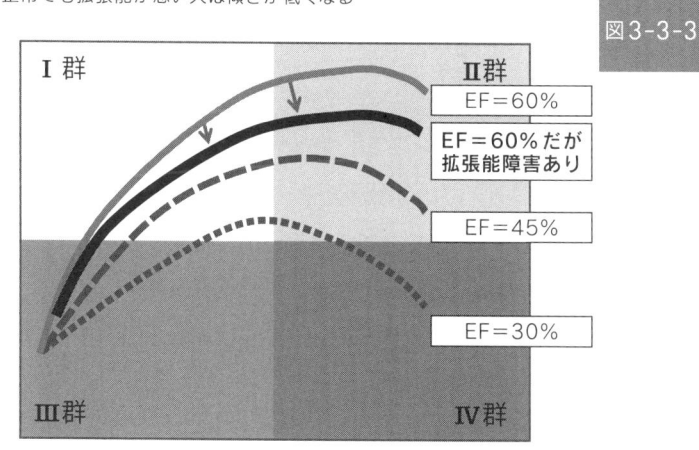

図3-3-3

I群　II群
EF=60%
EF=60%だが拡張能障害あり
EF=45%
EF=30%
III群　IV群

男「**収縮能は、心臓がポンプとして、どのくらいの血液を拍出できるかという能力**のこと。**心収縮性というのは、心臓がゴムだとしたら、伸ばしたときに縮む速度や力のこと。心臓がポンプとして働く性能**のことだね。収縮能の方が、心収縮性を含んだ大きな意味で用いられることが多いよ」

正美「具体的にはどういうことですか？」

男「心臓のサイズが同じで、最終的に同じ血液の量を拍出できたとしても（ポンプとしての結果は同じ≒収縮能は同じ）、心臓というゴムが勢いよく収縮早期にほとんどの仕事（血液を拍出）を済ますのと、収縮末期までかかってやっと仕事を終えるのとでは、心収縮性に差があるといえる。だから、収縮能＞心収縮性といえるよね。

　心機能は、収縮能と拡張能を併せたものと小さく考えることもできるけど、心筋代謝能なども含めると大きな意味にもなる。一つの論文内では統一された意味で用いられるだろうし、雑誌や本では各著者・章によっても意味が違うかもしれない。ここでは、収縮能と拡張能を併せたという単純な意味で使うことにするね。

　心筋障害はかなり幅広い意味を持つよ。肺うっ血や低心拍出量などの血行動態の異常、腎機能、貧血、虚血、糖尿病などの代謝疾患、加齢など、**いろんな因子の影響で心筋細胞が障害を受けることを心筋障害というがぜよ**」

3-4

究極の図

正実「実際には、図をどのように使うんですか？」

男「僕は、心エコーの検査指標2つと血液検査の1項目があれば、心疾患の患者さんは、Forrester分類に乗せたFrank-Starlingの線の線上のどこにいるのか、現在位置がわかると思ってるよ」

正実「心エコー指標の2つというのは？」

男「1つ目は**EF**だね。Frank-Starlingの法則の線の傾きがわかる。2つ目は**E/A**か**E/e'**か**TR-PG**のうちのどれかだね。これでForrester分類の左右どのあたりにいるのかがわかるから。TR-PGというのは三尖弁逆流を連続波ドプラ法で計測した逆流の最高速度の二乗に4を乗算した値のことで、右房と右室の推定圧較差のことだよ。だいたい30mmHg未満が正常とされている（**コラム4**、P.74参照）」

正実「図の左右は心エコーだけで判断するんですか？」

男「いや、別にそういうわけではないんだけどね。ただ、図の左右は非常に診断がしやすいぜよ」

正実「どういうことですか? 図の左右は肺うっ血があるかどうかってことですよね」

男「そう。PCWPが18mmHg以上、つまり肺うっ血の症状や所見は、症状だと呼吸困難で息苦しいって訴えるだろうし、聴診すると湿性ラ音[*1]が聞こえたり、Ⅲ音が聞こえたりする。うっ血が非常にひどいと、ヒューヒューと乾性ラ音[*1]まで聞こえるよね。レントゲンだと、肺が真っ白になって肺うっ血がわかるし、SpO_2を測定すると低下していて、わかりやすいんだ。心エコー検査では、PCWPとほぼ同じ意味の、左房圧上昇を表すE/AやE/e'やTR−PGの上昇としてとらえやすいんだよ」

正実「なるほど。でも、図の左右は診断しやすいということは、上下は判断しにくいんですか?」

男「そうなんだ。肺うっ血はわかりやすいけど、低心拍出量の症状はわかりにくいんだ。たとえば、症状としてはだるいだとか頭痛だとかだけど、それだけ訴えられても『この人は低心拍出量だ』とは診断しにくいよね。ショック状態とかなら診断しやすいだろうけど。

[*1] ラ音は肺副雑音とも呼ばれます。ラ音には湿性(断続性)ラ音と乾性(連続性)ラ音があります。湿性ラ音としては、初期のうっ血性心不全で聴かれる末梢気管支や肺胞内の液状物が膨張してはじけるために発生する音「fine crackle」、軽度〜高度のうっ血性心不全で聴かれる比較的太い気管支内で液状物が膨張してはじけるために発生する音「coarse crackle」があります。乾性ラ音としては、中等度以上のうっ血性心不全例で狭窄した気管支を気体が通過して発生する音を「wheeze」といいます。

身体所見としては、手足が冷たい、血圧が低い、血圧が低くなった、普段と比べて脈が速い、脈が速くなったなど、症状と同様で不定愁訴に近いものもあって、判断・診断は難しいよね。

　そこで、最も客観的な指標の一つとして僕が有用だと思っているのが、**クレアチニン値の測定**なんだ。ただ、誤解してほしくないのは、クレアチニンだけを使おうと言っているわけではないということ。指標は前にも教えたように多いほどいいんだ（**第1章参照**）。でも、その中で、クレアチニンには優れている点がたくさんあるがぜよ」

正実「ちょっと待って。エコーにこだわるなら、左室流出路の面積と血流速度の積分値を用いた心拍出量の計測とかはどうなんですか？」

男「エコーでの心拍出量の測定は誤差が大きいと思うよ。同じ患者さんで、経過を見るにはいいと思うけど。さらに救急の場では、血流速度の時間積分値（velocity time integral）を計測するのは大変だから、現実的じゃない」

正実「Swan-Gantzカテーテルや心拍出量の表示が出るA-lineがあると思うんですけど…」

男「ICUやCCUにいるときにはそれでもいいと思うよ。でも、心係数が2.5L/min/m^{2}なら確実に安心かい？　末梢の細胞に血液を送れているかどうかが大事なんだから、心拍出量が増えても臓器障害が

出ていれば、その心拍出量では足りないってことになる」

正実「たしかに…」

男「そこにいくと、クレアチニン値はリアルタイムで何度も測定することはできないけど、かなり客観的な値で誰が見ても、誰が計測しても、同じ値が出る」

正実「ええ、そうですね」

男「クレアチニンの値が上がるのは、急性心不全でも慢性心不全でも、心拍出量が減少した場合、腎血流量が減り、糸球体濾過量が減少して、クレアチニンが濾過されないからなんだ」

正実「つまり、クレアチニン値が上がるということは心拍出量が減って、腎臓に血液が行ってないってことなんですね」

男「そういうこと。じゃあ、例をいくつかあげるね。この図を見てみよう（図3-4-1）。心機能がかなり悪い人の線を重ねている図だよ」

正実「EFでいうと30％くらい、s'でいうと3cm/sくらいってことですね」

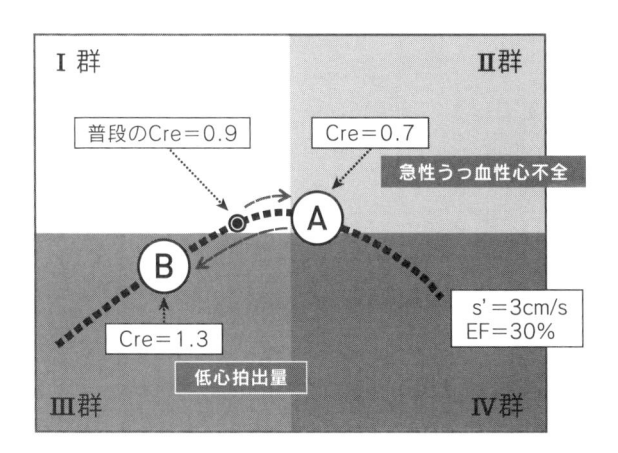

▼ クレアチニン値をみる：心機能がかなり悪い人の例

図3-4-1

男「まあ、その辺は適当でもいいんだけど、かなり心機能が悪い人だというイメージを持ってほしいんだ。そして、この人の安定しているとき…線がⅠ群に入っている間でも特にその真ん中あたりにいるときのクレアチニン値が0.9だとするね。では、この人が急性うっ血性心不全で肺うっ血があり、入院時のクレアチニン値が0.7だった場合は何が考えられる？」

正実「えっ？ 上がるんじゃなくて下がるんですか？ うーん、どういうことだろう」

男「うっ血で水が体に溢れてるんだから、クレアチニンが薄まって、濃度である値が下がった可能性が考えられるね」

正実「そっか。心拍出量が下がっていなくて腎血流量が保たれている状態で水が増えたら、クレアチニン値は濃度だから、その値が下がることもありますね」

男「まあ、これはあくまで例で、常に下がるわけじゃなく、クレアチニン値が上がってないということがもっとも言いたいんだけどね。今回は下がったとしよう。すると、急性心不全になったこの人は図のA点にいることになる（図3-4-1）。もちろん、君が言ったように、心拍出量が減ってくるところまで水、すなわち前負荷が多すぎたらクレアチニン値は上がるけどね」

正実「治療は利尿薬ですよね」

男「そうぜよ。水が溢れてるんだから、君が言うように利尿薬を中心とした治療になるよね。利尿薬を使用しながらクレアチニン値を測定し、クレアチニン値が0.9くらいになれば、もちろん肺うっ血の程度も検討しながら、利尿薬を少し減らしたりすることを考えるといいね。でも、クレアチニン値が1.3に上がっていく、つまり、図3-4-1のA点からB点へ移動すると、肺うっ血は取れていても低心拍出量になり腎前性腎不全に近づいているということになる。つまり、

Ⅲ群の心不全になっている可能性がある。そうすれば利尿薬を急いで減量する必要があるってことになるね」

正実「クレアチニン値の測定って多くても24時間置きくらいですよね。利尿薬を少なくするタイミングが遅くなってしまわないんですか？」

男「もちろん、クレアチニン値が1.3にまでなってしまえば、利尿薬を減らすタイミングとしては遅いことになる。実際の臨床では心機能が悪く、腎機能が悪い患者さんでは起こりえることだね。理想はクレアチニン値が1.3くらいになる前に投薬を調節できるのがいいよ。

　これにはクレアチニン値の測定も大事だし、エコーで下大静脈（IVC：inferior vena cava）径を測って体液量の推定をしたり、尿の出る量や濃さをみたり、いろんな指標を用いることも大事だね。すごく悪い人は毎日採血するわけだし、そんなに悪くない人でも数日おきに採血をするわけだよね。そのクレアチニン値の推移である程度、**未来がどうなるかを推定することも大事**ぜよ」

正実「未来がどうなるかを推定するんですか？ それって具体的には？」

男「そうだなあ、たとえば利尿薬の静注で薄い尿が出て、呼吸困難の症状が和らいできて、レントゲンでもうっ血が取れてきたとする。

クレアチニンの値も0.9だったのがそのまま変わらない。エコー検査するとIVC径も小さくなってきて体液量も減ってきている感じがする。経過は良いけど、一度利尿薬を半量にして、2日後に検査をしてもレントゲンもよくなっているし、クレアチニン値も0.9のままだ。利尿薬を内服薬に切り替えて、また数日後に検査すると、少しうっ血がレントゲンで見られ、体重も増えてきた。内服の利尿薬を増量して安定したので退院した。しかし、外来で数ヵ月後に暑い日が続いて、脱水気味になってないかと思いながら、患者さんが定期受診したときに、クレアチニン値が1.2と上昇していた。そこで、利尿薬を一時的に減量して、次の外来日を早めにするとかだね。こんな感じで未来をある程度予測しながら、その結果を確かめて、その都度微調節することが入院患者さんでも外来患者さんでも大事だね」

正実「正常の心機能を持っている人は、I群でいられる範囲が広いんですよね」

男「そうだよ。じゃあ図を変えるね(**図3-4-2**)。これは正常の心機能の人で、A点はこの人が普段生活している地点。ここで採血するとクレアチニン値は0.7だった。フロセミドを50A打ったり、砂漠で3日間水分が足りなかったりすると、クレアチニン値が3.0〜10.0まで上がる。ということは、A点からB点に移動したことがわかるよね」

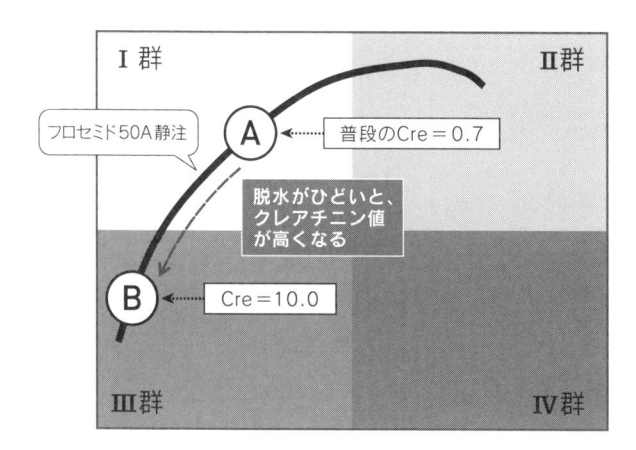

▼ クレアチニン値をみる：心機能が正常の人の例

図3-4-2

正実「たしかに、脱水がひどい人はクレアチニン値が高くなりますもんね」

男「それじゃあ、一度まとめるよ。図の上下はクレアチニン値で、左右は心エコー指標だとE/A、E/e'、TR－PG、胸部レントゲンだと肺うっ血の有無でみるのが非常に簡便ってことで納得できたかな。次のページの図は、最も重要だよ。究極にはこれさえ覚えてくれたらよかったんだ。この図を理解するためにいろいろ説明してきたんだ」

男「これが究極の図だよ(図3-4-3)」

正実「えっと〜、この図で一つわからないことがあるんです。心エコーの指標でE波とA波って正常だとE＞Aパターンじゃなかったですか？ この図だとE＜Aパターンが正常になっていますよね」

男「えい質問ぜよ！ えいところに気がついた。でもね、E波とA波は55歳くらいで同じ高さになるとされているんだ。だから、60歳以上の人はみんなE＜Aパターンが正常というか、安心していいパターンなんだよ」

正実「でも教科書では、E＞Aパターンが正常パターンで、E＜Aパターンが弛緩障害パターンと書かれていますよね」

男「そう、その通り。だから55歳ぐらいになるとみんな、年齢相応の拡張能障害の一部である弛緩障害が起こるんだ。つまり、**60歳だと年齢相応の弛緩障害が起こっているので、E＜Aパターンが正常**なんだよ(第5章：5-3、図5-3-4参照)。

　通常、心不全を発症するような人には60歳以上の人が多いよね。もちろん、40歳でも心不全を起こす人はいるだろうけど、そういった人はだいたい元々心機能が悪い人なので、40歳でも安定しているときはE＜Aパターンのことがほとんどだよ。40歳でE波がA波より低ければ、年齢に比して強い左室拡張能障害(弛緩障害)があると

▼ **究極の図**（これさえ覚えればOK！）

図3-4-3

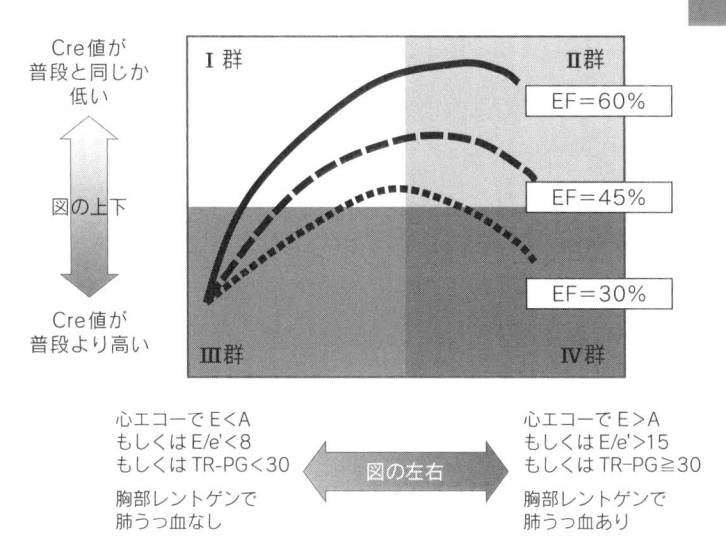

```
Cre値が
普段と同じか     I群              II群
低い
                                 EF＝60%
 ↑
図の上下                           EF＝45%
 ↓
                                 EF＝30%
Cre値が
普段より高い      III群             IV群
```

心エコーでE＜A　　　　　　　　　　　　心エコーでE＞A
もしくはE/e'＜8　　　　　　　　　　　　もしくはE/e'≧15
もしくはTR-PG＜30　　　図の左右　　　もしくはTR-PG≧30

胸部レントゲンで　　　　　　　　　　　胸部レントゲンで
肺うっ血なし　　　　　　　　　　　　　肺うっ血あり

いえるけれど、PCWPは低い（図5-3-5、図5-3-6参照）。

　要するに、心不全を起こす人は元々の左室への流入血流パターンがE＜Aパターンであることが多いから、この図にはPCWP（＝肺毛細血管楔入圧≒左房圧≒左室充満圧）＜18mmHgの人はE＜Aと書いたんだ。例外もあると思うけどね。何度も言うようだけど、指標は多いほどいいので、E/e'やレントゲンのうっ血所見などももちろん参考にしてね」

正実「いろんな指標が大事ってことですね」

男「さあ、最後にもう一度まとめると、3つの指標で患者さんがForrester分類のどこにいるかがわかる。1つ目は**EF**。2つ目は**E/A・E/e'・TR－PG**、もしくは**胸部レントゲン**。そして3つ目は**クレアチニン値**。クレアチニン値は値の推移を用いるんだ。そうすれば、EFで傾きがわかり、E/AやE/e'やTR－PG、レントゲンのうっ血の有無で図の左右がわかり、クレアチニン値で図の上下が判断できるから、心不全患者さんがどの様な状態にあるのか、また経過がどのようになっているのかわかる。これはものすごく単純に考えた場合だけどね。

　しかしながら、だ。しつこいようだけど、指標は多いほどいい。たとえば、図の上下なら手足の温かさ・冷たさ、尿の量や濃さ、もちろんSwan-Ganzカテーテルによる様々な指標の直接の評価、心エコーによる間接的な心拍出量の評価、頸動脈波形と心電図を利用した心時相評価などがある。図の左右も、聴診器でのラ音・Ⅲ音の有無やレントゲンのうっ血像、SpO_2の低下、血液ガス分析などがある」

正実「うん、現在位置がわかって、どこに行くのか予想ができるから、カー・ナビみたいですね」

男「じゃあこの図は、ナビゲーションシステムによる心不全ナビゲーションマップということになるね。Forrester分類にFrank-Starlingの法則を重ねたこの心不全ナビゲーションマップは、実践では使わないっていう人もいると思う。でも、そういう人は違う方法で心不全

の管理方法を考えていると思う。いろんな人の意見を聞くのも大事だよ。その上で、この図を使うかどうかは君が判断すればいいんだからね。僕はこの図は、実践的だし基本の図だと思っているよ」

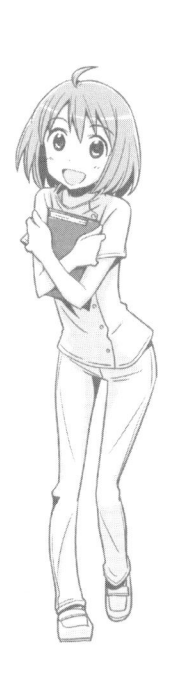

3-5

図を治療に活かすには

男「図の見方がわかったところで、実際の治療ではどういうふうに図を使うか考えてみよう。心機能がかなり悪い人を例にするね（図3-5-1）」

▼ 傾きを上げれば治療・管理が容易になる

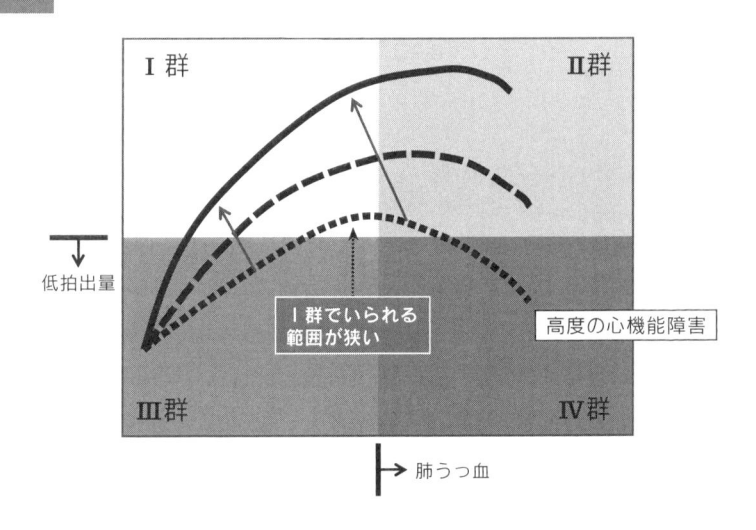

図3-5-1

（図中ラベル：I群、II群、III群、IV群、低拍出量、I群でいられる範囲が狭い、高度の心機能障害、肺うっ血）

正実「心機能が悪い人は、容易に肺うっ血をきたし、低心拍出量状態になってしまうから、I群でいられる範囲が狭いってことでしたよね」

男「そう。だから、傾きを上げれば治療・管理が容易になる(図3-2-2参照)。急性期にすぐに傾きを上げたいときは、ドパミン、ドブタミン、PDE-Ⅲ阻害薬(ミルリノン)だね。AMIの患者さんなら、経皮的冠動脈形成術をすぐに行うこと。また、心臓の負担には前負荷のかけ過ぎ、後負荷、心筋酸素需要量の増大などがあるんだけど、これらの負担を軽減させるのは、安静、酸素吸入、各種薬剤だね」

正実「前負荷は図の左右ですよね。後負荷はなんですか?」

男「君が必要と感じるときがくるだろうから、後負荷についてはまた後で教えることにするよ(第4章参照)。話を進めるね。慢性期に傾きを上げることは、拡張型心筋症に対して新規にβ遮断薬を導入する以外には、基本的に困難なことが多い。実際は傾きを下げず、前負荷や後負荷の上昇に対して負けない体質を作るという治療・考え方になるね」

正実「それはどういう薬を使うんですか?」

男「薬だけとは限らないよ。RAS阻害薬、β遮断薬、スタチンといった薬以外に、食事療法、心臓リハビリテーションなどもある」

正実「前に、理想的には急性期にカテコラミンを使わない方がいいって言ってたのは?」

男「急性期には強心薬、つまりカテコラミンを使わずに治療するのが理想だね。それは、強心薬そのものが交感神経の興奮作用などから、慢性期に心機能を悪化させてしまう可能性があるからなんだ。でも、血行動態のコントロールが困難なときは強心薬を使ってでも傾きを上げて、心拍出量と末梢循環を良くして肺うっ血も取るような状態を続け、全身状態を整える。そして、強心薬を徐々に減らしていくことが治療の基本だね」

正実「強心薬を使ってでも、何よりも血行動態を良くすることが大事なんですね。でも、どうしてもⅠ群に入らない人もいますよね」

男「そうだね。うっ血や末梢循環不全による多臓器不全の状態が続いて、徐々に悪くなっていってしまう場合もある。適応があれば心室補助装置（VAS：ventricular assist system）の留置、心移植を考えなくてはいけない時代になってきているね」

　そこまで説明すると、男は正実に別れを告げた。そして「今日は土佐弁をあまり使えなかったな。『ぜよ』はわかりやすい土佐弁だけど、若い人はほとんど使わないしなあ…う〜ん、土佐弁はもうやめとくか」とため息をついた。その後いくつかメモを書き込んでから、男はメモ帳を押し入れの奥にしまったのだった。

◆ 心機能と収縮能と心収縮性

1) 心機能は大きく分けると収縮能と拡張能がある

　　　　　　　　　　↑ 心収縮性は収縮能に含まれる意味を持つ

2) 心臓の収縮能をみるときは EF で評価するのが一般的

3) 血行動態が悪くなれば、心筋障害も進む ┐
　　逆に心筋障害が進めば、血行動態も悪くなる ┘ 悪循環に陥る

◆ 第一の線の応用。3つの指標

1) EF → Frank-Starling の線の傾きがわかる

2) E/A・E/e'・TR-PG のどれか、もしくは胸部レントゲン

　　　　　　　　→ Forrester 分類の左右どのあたりにいるのかがわかる

3) クレアチニン値 → 心拍出量が減って腎臓に血液が行ってないと値が上がる

　　　　　　　　→ Forrester 分類の上下がわかる

　　　　　　　　↓↓↓

Forrester 分類の図に書かれた Frank-Starling の法則の線をイメージし、その線上のどのあたりに患者さんがいるかを予想できる

多香子ちゃんとの写真は家に飾っておこう。
　時計の調子は悪いけど、新しい恋は動き出す予感!

column 4

心エコー検査の基本①

■心臓での血液の循環

　心臓では、静脈血が右心房に入り、それから三尖弁を通って右心室へ、さらに肺動脈弁を通って肺へと流れます。そして、肺では呼吸によって酸素を多く含んだ血液が肺静脈から左心房へ流れ、僧帽弁を通って左心室に入り、大動脈弁を通って大動脈へ駆出されます（図[コラム]4-1）。

図[コラム]4-1

▼ 心臓内の血液の流れ

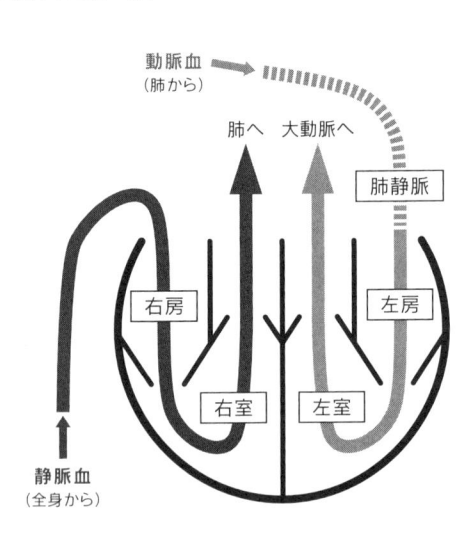

心エコー検査では、左心室が右上、右心室が左上、左心房が右下、右心房が左下に配置されるように心臓を描出します。ここでは、左心系に注目することとします (図 [コラム] 4-2)。

　心室が拡張することを指す拡張期には、左心室が広がって、左心房から血液が流入してきます。次に心室が収縮することを示す収縮期には、左心室から大動脈に血液が駆出されます。心臓はこの運動を1日約10万回繰り返しているわけです。左心房と左心室の間には、前述のように僧帽弁という弁があり、左心室と大動脈の間には、血液が逆流しないために大動脈弁という弁がついています。

▼ 心エコー検査で描出される心臓の配置

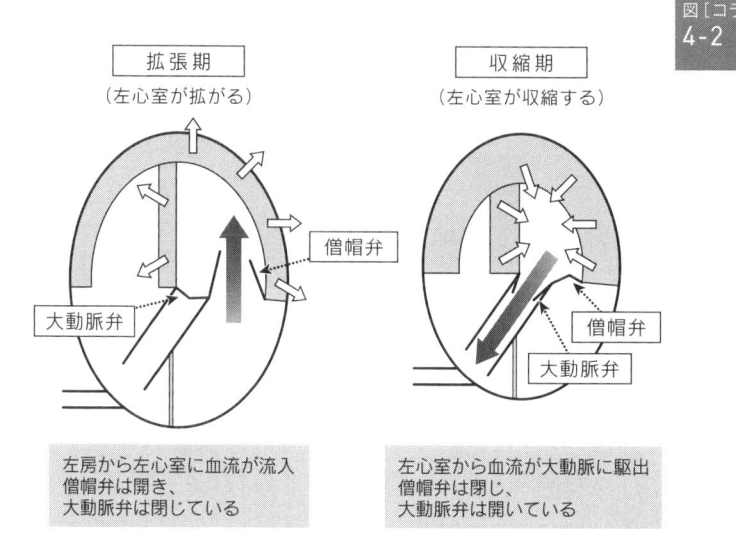

図 [コラム] 4-2

拡張期	収縮期
（左心室が拡がる）	（左心室が収縮する）

大動脈弁　僧帽弁　僧帽弁　大動脈弁

左房から左心室に血流が流入
僧帽弁は開き、
大動脈弁は閉じている

左心室から血流が大動脈に駆出
僧帽弁は閉じ、
大動脈弁は開いている

■ 左室駆出分画(EF)の計測方法(第3章〜6章)

EFの最も一般的な計測の仕方を単純に示します。拡張期に左心室が最も大きく描出される時相と収縮期に左心室が最も小さく描出される時相において、左心室の心筋の内側をトレースすると(図[コラム]4-3)、心エコー検査機が自動的に容量(拡張末期容量、収縮末期容量)を計測し、さらにEFまでも算出してくれます。

EFは拡張末期容量から収縮末期容量を引いた値を拡張末期容量で除した百分率で算出され、図[コラム]4-3の下にある計算式になります。この例では60%と算出されています。

図[コラム]4-3

▼ 拡張末期容量と収縮末期容量からEFを算出

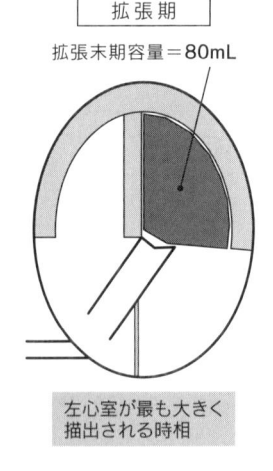

拡張期	収縮期
拡張末期容量＝80mL	収縮末期容量＝32mL
左心室が最も大きく描出される時相	左心室が最も小さく描出される時相

$$EF\ (\%) = (80 - 32) \div 80 \times 100 = 60\%$$

■組織ドプラ法による僧帽弁輪移動速度の計測方法(第3章、5章)

　組織ドプラ法による僧帽弁輪移動速度の計測方法を示します。基本はパルスドプラ法を用いますが、サンプルボリュームは僧帽弁の付着部位に位置させます。図[コラム]4-4の矢印が示すように、収縮期には左心室の僧帽弁付着部位は上方向に向かうので、s'(エスプライム)波は

▼ 組織ドプラ法による s'波、e'波、a'波の表示

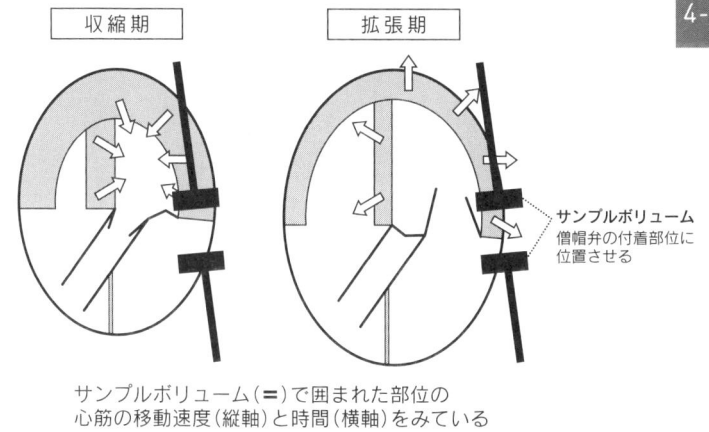

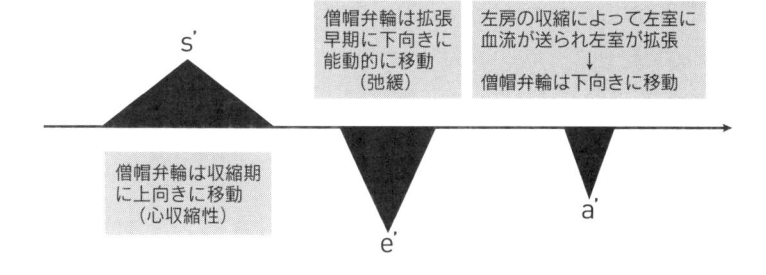

図[コラム]4-4

収縮期　　　拡張期

サンプルボリューム
僧帽弁の付着部位に位置させる

サンプルボリューム(=)で囲まれた部位の
心筋の移動速度(縦軸)と時間(横軸)をみている

s'

僧帽弁輪は拡張早期に下向きに能動的に移動（弛緩）

左房の収縮によって左室に血流が送られ左室が拡張
↓
僧帽弁輪は下向きに移動

僧帽弁輪は収縮期に上向きに移動（心収縮性）

e'

a'

上向きに表示されます。拡張期には、まず左心室が弛緩（能動的に拡張）して広がり、左房から血液を吸引するため、僧帽弁輪は矢印のように下向きとなります。そのため、e'（イープライム）波は下向きの波となります。また、拡張末期には左心房が収縮し、血液を左心室に送り込むことで左心室が拡張し、僧帽弁輪は下向きに移動します。そのため、a'（エープライム）波も下向きの波として表示されます（本書では、a'は使用しません）。

s'は心収縮性と強く関連し、e'は左室弛緩能と強く関連します（第3章、5章参照）。さらに、左室流入血流速波形（TMF、第4章、5章参照）のE波からe'を除算することによって、E/e'（イー・オーバー・イープライム）を算出することが非常に重要です（第3章、5章、コラム8参照）。

E/e'は左房圧や左室充満圧を表すとされています。なぜなら、E波は左室の弛緩力で左房から血液を吸い込む力と、左房に溜まっていた血液が拡張早期に左心室に飛び込む力で形成された波で、e'は左室の弛緩力のみを表す指標だからです。つまり、Eをe'で割ると、（E＝弛緩力×左房圧）÷（e'＝弛緩力）＝左房圧となるので、E/e'は左房圧を意味するというわけです。これは肺うっ血の指標として重要です。一般的にE/e'が8以下だと肺うっ血がなく、15以上だと肺うっ血の存在が強く示唆されます。

■収縮期肺動脈圧の推定方法（第3章）

　連続波ドプラを使用した三尖弁逆流速度の計測方法と、IVC径の計測による血管内ボリュームの推定方法を併せた、収縮期肺動脈圧の推定方法を示します。

　まずは三尖弁逆流速度の計測方法ですが、カラードプラで三尖弁逆流を青色で表示させ、心エコー検査機の連続波ドプラのボタンを押します。そして、三尖弁逆流が見えている三尖弁周辺にフォーカスポイントを位置させます（図［コラム］4-5左）。それによって図（［コラム］4-5右）のような波形を描出させ、その最高速度ｖ（単位はm/s、基線から最下点までの長さ）を計測します。

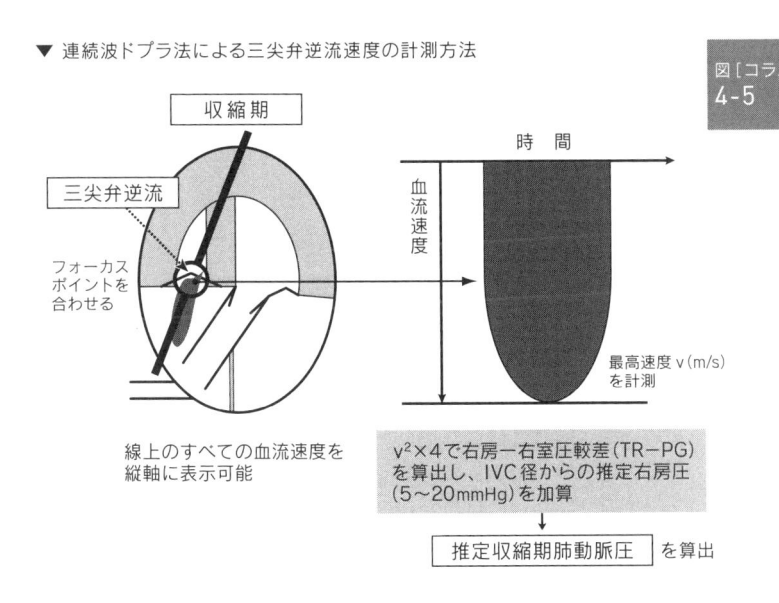

▼ 連続波ドプラ法による三尖弁逆流速度の計測方法

図［コラム］4-5

収縮期

三尖弁逆流

フォーカスポイントを合わせる

時　間

血流速度

最高速度 v(m/s)を計測

線上のすべての血流速度を縦軸に表示可能

$v^2 \times 4$で右房－右室圧較差（TR-PG）を算出し、IVC径からの推定右房圧（5〜20mmHg）を加算

↓

推定収縮期肺動脈圧　を算出

このとき、心エコー機は $v^2 \times 4$ という簡易ベルヌーイの式により、右房-右室圧較差(TR-PG)を自動的に計測してくれます。これが30mmHg未満だと肺高血圧の確率は少なく、30mmHg以上だと肺高血圧の存在が疑われます。

IVC径の計測は、心エコー検査では必須項目です。心窩部のやや右側にプローブ(接触子)を位置させ、その径や呼吸による増減の程度を見ます(図[コラム]4-6)。IVCが虚脱していれば脱水が疑われ、20mm以上で呼吸による変動が見られなければ、体うっ血が疑われます。通常は吸気時に胸腔内圧が陰圧となるため、IVCは少し凹みます。10～15mm前後で呼吸性変動があれば、右心房圧は5～10mmHgと推定できます。これに三尖弁逆流速度から求めたTR-PGを加算すれば、収縮期肺動脈圧の推定ができます。

たとえば、右心房圧の推定が5～10mmHgで、TR-PGが20mmHgであれば、推定収縮期肺動脈圧は25～30mmHgと算出できます。40mmHg以上が肺高血圧とされます。

図[コラム]4-6

▼ IVC径が血管ボリューム内を反映

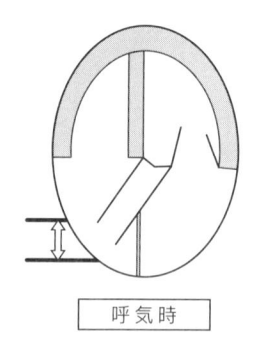

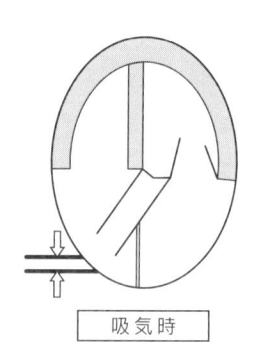

呼気時　　　吸気時

第4章

第二の線：

後負荷と心拍出量の線

研修期間も3ヵ月を過ぎた7月、長かった梅雨もようやく明けようとしていた。仕事にも少しずつ慣れてきた正実ら研修医は、平日の仕事終わりには、高知市の中心街である帯屋町付近へ飲みにでかけることが多くなってきた。ちなみに「よさこい節」にも登場するはりまや橋は帯屋町の近くにあるのだが、正実は多香子に「はりまや橋はどこ？」と尋ね、「もう何回も橋の上を通っちゅうよ」と言われるまで気づかなかった。

　はりまや橋は、「日本3大がっかり名所」という不名誉な称号も持つ。今では観光目的として小奇麗な橋を作っているが、多香子によれば、彼女が子どもの頃はそんなものもなく、観光客はみんなどこに橋があるのかわからないということが多々あったらしい。

　「今でもわかりにくい」と正実は思っている。しかし、正実がそんなはりまや橋よりもびっくりしたのが、高知ではどの居酒屋に入っても、最高に料理が美味しいことである。穴子の稚魚である「のれそれ」、鰯（いわし）の稚魚である「どろめ」、お通しで出てくることも多い「チャンバラ貝」などは高知ならではの酒のお供であり、正実のお気に入りの品である。そして、それ以上にびっくりしたのが、地元出身の同僚たちの酒量だった。さほど飲まない人もいるにはいるが、飲む人は果てしなく飲んでいる。ふたりで居酒屋に行ったときには少ししか飲んでいなかった多香子までも、大勢で食事に行ったときは、顔色ひとつ変えずにけっこうな量を飲んでいた。「とても彼らのペースにはついていけない」と、正実はとにかく料理を食べまくるのだった。

また、最近は休日に地元出身の研修医に連れられ、いろんなところを観光するようになった。研修医たちに混ざって病棟の若手看護師たちも一緒に行動している。その中には多香子も入っており、研修医たちにちやほやされていることが、少し正実の心を曇らせていた…。梅雨は明けそうだというのに…。

　さらに、今日は特に憂鬱だった。この頃は、担当する循環器内科の入院患者さんも、上司の先生と２人持ちではあるがより重症の人を任されるようになり、必然的にICUやCCUに入室する患者さんが多くなってきた。昨日夜間入院してきた２人の患者さんは重症心不全であり、挿管され人工呼吸器管理となり、微量注入薬の調節が必要となっている。

　正実を憂鬱にさせているのは、ICUの看護師で、正実よりも少し年上の夕美からの質問であった。

　夕美はICUの看護師の中でも特別優秀で、循環器疾患を特に勉強している。モデル並みのスタイルで身長は168cmとかなり高い。正実も175cmと決して低くはないのだが、ヒールを履いたときの夕美とは同じくらいの目線になる。

　研修医からは少し怖がられている存在の夕美ではあるが、レジデント以上の先生からは、患者さんを任せられる安心感やその端正な顔立ちから圧倒的な人気を博していた。正実も病院にやってきたばかりの頃、青いオペ着を着こなした夕美を初めて見たときは、つい見とれてしまったものだ。

　そんな彼女だが、病院内ではどことなくぎこちなくではあるもの

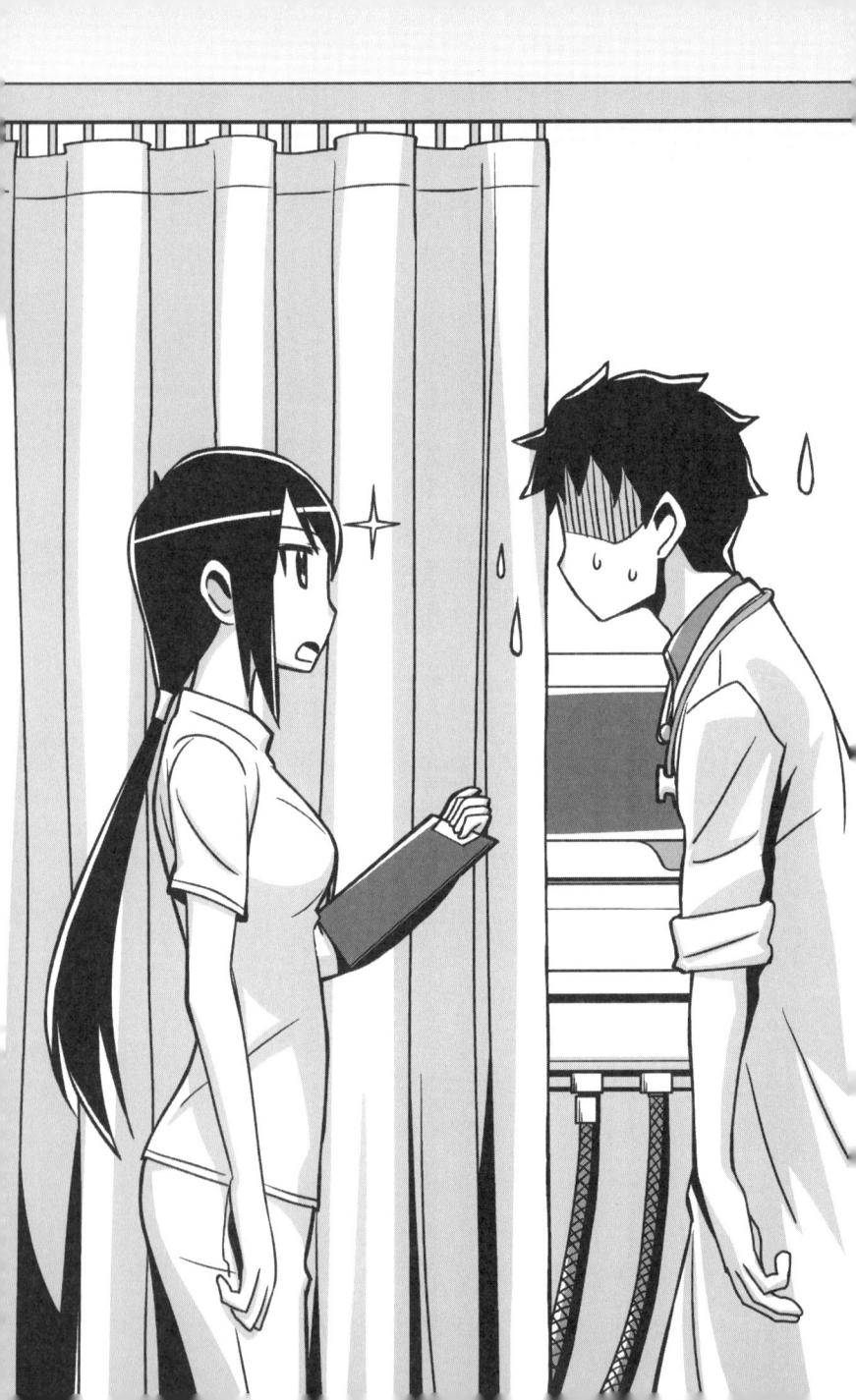

の、研修医の中では正実に最も話しかけてくる。彼女もまた、多香子に負けない研究熱心な質問魔だったのだ。

そんな夕美からの今日の質問はこうだった。

「昨日入院してきた患者さんのカルテに、上の先生がアフターロードミスマッチ（after load mismatch）と書かれているけど、これって後負荷不整合って意味なんでしょ。そもそも、後負荷ってなんですか？ 後負荷不整合があるとなぜ心不全になるんですか？」

正実は「書いた人に直接きいてくれ」と思いながらも、その言葉はグッとこらえ「それはですね…。…今日は忙しいので、今度時間があるときに答えますね…」と返して、多香子からの質問と同様になんとか言い逃れたのだった。その日はICUの横にある医師休憩室で、患者さんの管理をしながら泊まって勉強することにした。

夕美から質問されたことについては、これまでもいろんな本を見て勉強していたが、まだ経験も知識も浅い正実には少し難しかった。どう説明すればいいのか、ああでもないこうでもないとメモ帳に書いていくうちに、文字は四万十川で獲れたうなぎのようになっていく。正実は完全に深い眠りについてしまった。

* * * * *

4-1

後負荷が増加すると
心拍出量は減る

男「汚い字だなあ」

正実「あ、いや、これは…」

男「ははは、どうせ寝ちゃったんだろ？ まあいい。**後負荷**について説明するよ。後負荷とはね、単に収縮期血圧ではなく、**収縮末期に心筋長を最も収縮させる、左室内にかかる圧力**のことだね。その左室に圧力をかける場所は、左室出口（大動脈弁）から細静脈の直前、つまり毛細血管までなんだ（図4-1-1）。後負荷はいろんな指標が絡み合っているから、単一の指標で表すことはできないんだ。ときに末梢血管抵抗のことでもあり、中心大動脈圧のことであり、単純に血圧のことでもあり、大動脈の硬さ、血液の粘稠度、左室の形態…などの因子も絡んでいるんだ。さらには大動脈弁狭窄度合いであることもあるし、高度僧帽弁閉鎖不全症（MR）や全身疾患である脚気による左心系、肝肺症候群による右心系の後負荷低下が起こることもある」

正実「う〜ん、後負荷といっても、いろいろあるんですね」

男「たとえば、中等度以上の弁膜症がなければ、後負荷は単純に言うと、『血圧を測っている血管より細い細動脈と毛細血管の部分の圧』と、『心臓近くの中心大動脈圧』の2つのことが多いね。しかし、高度大動脈弁狭窄症（AS）のときの後負荷不整合は、狭窄弁による抵抗そのものが後負荷ということになる。そして、弁の狭窄度合いが高度であり、さらにLVEDPを増大させないと末梢血流が維持できないくらいに弁の狭窄が増悪すると、後負荷不整合による心不全を発症してしまう…というわけだね」

正実「後負荷が増大すると、心不全が起こる理由は何ですか？ 前負荷と心拍出量の関係は単純で、増大すればうっ血、減少しすぎれば

▼ 後負荷とは

図4-1-1

…左室出口（大動脈弁）から
細静脈直前（毛細血管）までの左室心筋が
最も収縮する心筋長に関係する圧力

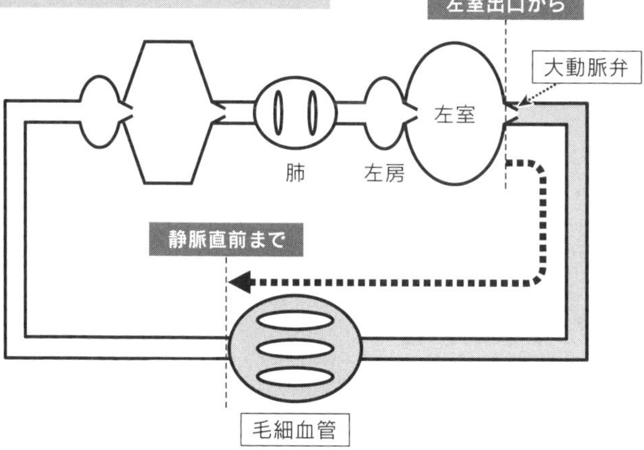

左室出口から — 大動脈弁

左室／肺／左房

静脈直前まで

毛細血管

低心拍出量だったけど、後負荷については心不全を起こす機序がわからないんです」

男「後負荷が増大すると、圧が高くなった部位を通り越しにくくなるために心拍出量が減るんだ。でも、心臓は末梢の細胞に血液を届けようと努力する。これを**代償反応**というんだけど、**高くなった圧を打ち負かすぐらいLVEDPを上げて、心拍出量を増大させようとする**んだ。要するに、すべては末梢組織の要求ありきなんだよ。ここまでは大丈夫？」

正実「ええ」

▼ 後負荷が上がりすぎると心拍出量は減少する

図 4-1-2

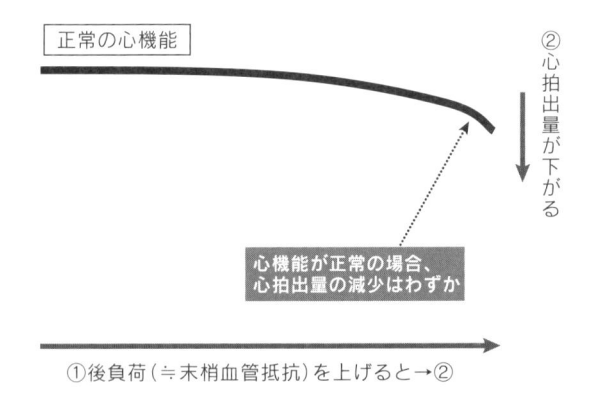

正常の心機能

②心拍出量が下がる

心機能が正常の場合、心拍出量の減少はわずか

①後負荷(≒末梢血管抵抗)を上げると→②

男「左室内の圧が上がれば、拡張末期容量も増大して心拍出量を維持しようとするんだけど、この圧・容量増大にも限界はある(**第6章**参照)。あまりにも後負荷が上がり過ぎると、心拍出量は減少していくんだ。

　図で説明するね。これは、心機能が正常の人の場合だよ(**図4-1-2**)。心拍出量を上げようとするあまり、左室の圧が上がり過ぎて、左房から左室へ血液が流れにくい状況になり、肺からも左房に流れにくく肺うっ血をきたす。それが、後負荷不整合によるうっ血性心不全なんだ。つまり、上昇した後負荷による心拍出量低下に対して、前負荷増大で代償していたものが、代償できなくなった状態のことだね」

4-2

心機能が悪い人の線も
図に重ねてみる

正実「前負荷と心拍出量の図を習ったときは、心機能が正常の人の線に加えて、心機能が悪い人の2本の線が加わったんですけど」

男「そうだね。前負荷の図のときと同じように少し心機能が悪い人と、心機能がかなり悪い人を同時に重ねてイメージしやすくしてみよう（図4-2-1）。この線が示すように、心機能が悪い人ほど心拍出量の維持は難しく、特に高度に心機能が悪い人は後負荷の影響を極端に受けるんだ。たとえば、ICUで心臓手術後などに下肢を温めるのは末梢血管抵抗を低下させるためなんだよ」

正実「後負荷もある程度はなければ駄目なんですか？」

男「後負荷というより、実際には血圧を意識するかな。血圧は、細胞に栄養を送るための生きていくうえで必須の因子だから。血圧は以下の式で算出されるのは知ってるよね。

血圧 ＝ 心拍出量 × 末梢血管抵抗

※心拍出量 ＝ 一回拍出量 × 心拍数
※一回拍出量は前負荷、心収縮性、後負荷で決定される

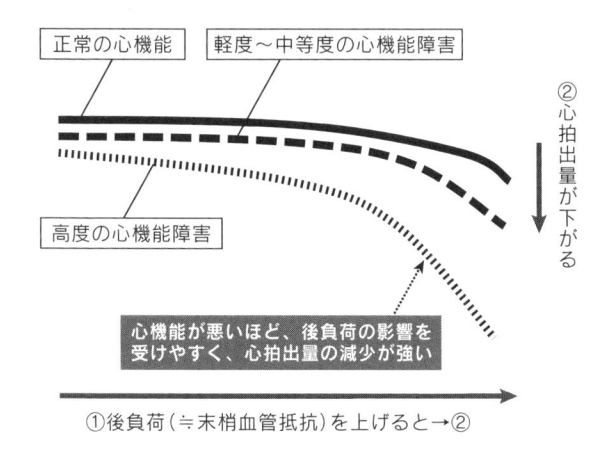

▼ 心機能が悪いほど心拍出量の維持は難しい

図4-2-1

[正常の心機能] [軽度〜中等度の心機能障害]

[高度の心機能障害]

②心拍出量が下がる

心機能が悪いほど、後負荷の影響を受けやすく、心拍出量の減少が強い

①後負荷（≒末梢血管抵抗）を上げると→②

　とても重症な心機能障害がある人に、血圧を上げたくてドパミンを大量に投与したとする。これは投与するしかない場合もあるけど、その結果、末梢血管が締まり過ぎて心拍出量が逆に減少して、血圧が下がるということがありえる（図4-2-2）。ここに、PDE-Ⅲ阻害薬の大きなアドバンテージがあるんだ。PDE-Ⅲ阻害薬は、心収縮性を上昇させるために一回拍出量が増加するので心拍出量が増加して、さらに末梢血管抵抗（後負荷）を下げることで心拍出量をより増加させることが期待できる。つまり、心収縮性の傾きを上げながら、後負荷も減少させるわけだね（図4-2-3）」

図4-2-2

▼ 血圧を上げるためにドパミンを投与すると…

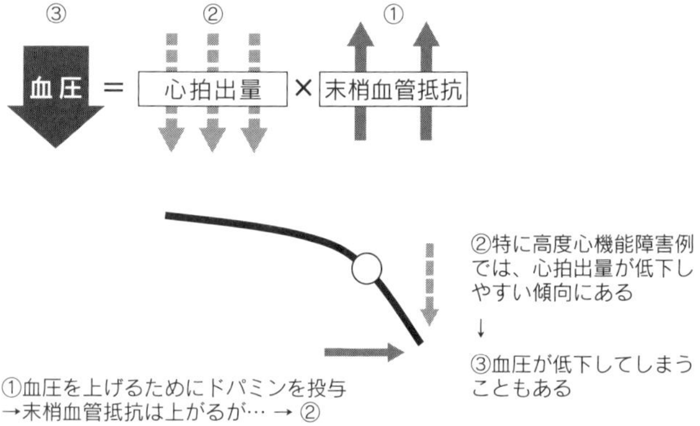

③ ② ①
血圧 = 心拍出量 × 末梢血管抵抗

①血圧を上げるためにドパミンを投与
→末梢血管抵抗は上がるが… → ②

②特に高度心機能障害例では、心拍出量が低下しやすい傾向にある
↓
③血圧が低下してしまうこともある

図4-2-3

▼ PDE-Ⅲ阻害薬（ミルリノン）を投与すると…

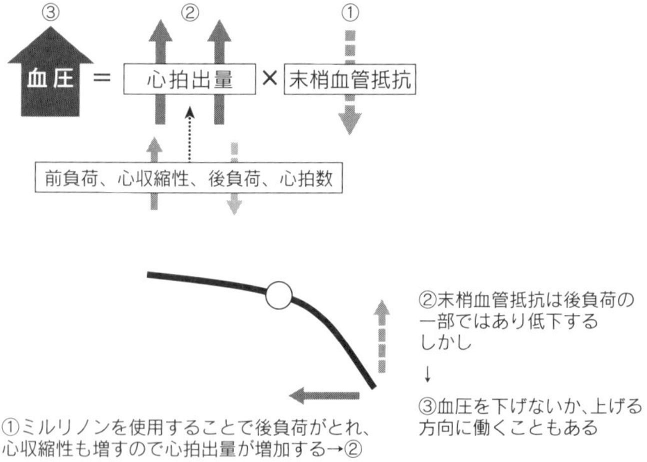

③ ② ①
血圧 = 心拍出量 × 末梢血管抵抗

前負荷、心収縮性、後負荷、心拍数

①ミルリノンを使用することで後負荷がとれ、心収縮性も増すので心拍出量が増加する→②

②末梢血管抵抗は後負荷の一部ではあり低下する
しかし
↓
③血圧を下げないか、上げる方向に働くこともある

正実「PDE-Ⅲ阻害薬は、強心作用と血管拡張作用だから、ドブタミン＋硝酸薬と同じ意味だって聞いたことがあります」

男「その表現は厳密には異なってるな。なぜなら、ドブタミンは末梢血管（動静脈）を締める方向に働くけど、PDE-Ⅲ阻害薬は末梢血管（この末梢血管は動脈に関しては血圧を測定している血管より末梢の血管のこと）を動・静脈ともに拡張させる方向に働くからね。また、硝酸薬はやや太めの体血管の静脈を拡張させるけど、PDE-Ⅲ阻害薬はより細い静脈を拡張させるしね。まあ、拡張させる細い血管は、静脈より動脈がメインだけどね（**コラム5**、P.104参照）」

正実「なんだか夢のような薬ですね。すべての症例に使えばいいんじゃないですか？」

男「PDE-Ⅲ阻害薬にも弱点があるんだよ。たとえば、細胞内のcAMPの濃度を『分解させない』ことで高めて効果を発揮するので、効果発現まで約2時間かかること。また、硝酸薬のように冠状動脈を拡張させないこと。細胞内cAMP濃度が上がるため心室性不整脈が出やすいこと。90％以上が腎排出なので、腎機能が悪い方には使用しにくいことなどがあげられるんだ。もちろん、後負荷不整合の治療にはPDE-Ⅲ阻害薬が主役というわけではなく、カルシウム拮抗薬やhANPが使いやすい薬で、使い慣れている可能性も否定できないということもあるんだけどね」

4-3

高血圧が原因の後負荷不整合による心不全の例

男「じゃあ、今から後負荷上昇が主原因の代表的な心不全例について考えてみよう。

たとえば、65歳の女性で、既往歴は高血圧で内服加療中の方がいたとしよう。最近、血圧が11月という季節のせいか上がり出していたという設定だ。非常に寒い日の夜間に呼吸困難が出現し、救急車で救急外来受診。血圧：180/100mmHg、脈拍：100bpm、酸素は10L/minで投与してSpO$_2$：92%とする」

正実「よく見ます、こういうタイプ」

男「ポータブル心エコーでは、軽度のLVH（心肥大）、EFは55～60%と正常下限、**左室流入血流速波形**（**TMF**：transmitral flow velocity）はE波とA波は頻脈のため明確に分離できず融合したパターンを示して、E≦Aパターンに見えるが、どちらの波高も計測すると90～100m/sと速い。TR-PGは40mmHgと30よりも高く、肺高血圧があって、左房圧が高そうだ。IVCは15mmと少し張り気味。胸部レントゲンは軽度の心拡大と著明な肺うっ血を認め、胸水はわずかに認めるのみであったという症例（**図4-3-1**）。何がこの人にとって悪くなったきっかけで、そのきっかけはどんなふうに作用したかわかる？」

▼ 症例①:基本データ

図4-3-1

年齢(歳)	65
性別	女性
基礎疾患	高血圧
血圧(mmHg)	180/100
脈拍(回/分)	100
SpO_2 (%)	92 (room air)
胸部レントゲン	肺うっ血 (++)、心拡大 (+)
EF (%)	55〜60
E/A (cm/s)	90/100
TR − PG (mmHg)	40
IVC (mm)	15

正実「何が原因…? うーん、寒さでしょうか? それで血圧が上がって悪くなって…」

男「そうだね。きっかけは寒さ、寒冷だね。今回は、寒冷が原因と思われる細動脈収縮→後負荷不整合によるうっ血性心不全がメインと診断できる。

　復習になるけど、まずは第一の線に当てはめてみよう(図4-3-2)。おそらくAの位置にいるのではないかと思われる。低心拍出量(Forrester Ⅳ群)でないと思われたのは、EFがそんなに悪くないことや、血圧が保たれていることから推測することになるね。それで、Forrester分類のⅡ群のエリアであると判断できる。

　また、第二の線の図では線は少し心機能が悪い人と判断して、まずは前負荷を減らして、楽にしてあげたあと、原因と思われる後負荷を取る治療をするstrategy(作戦)で行くことにするだろう。

▼ 症例①：第一の線と第二の線に当てはめてみる

図4-3-2

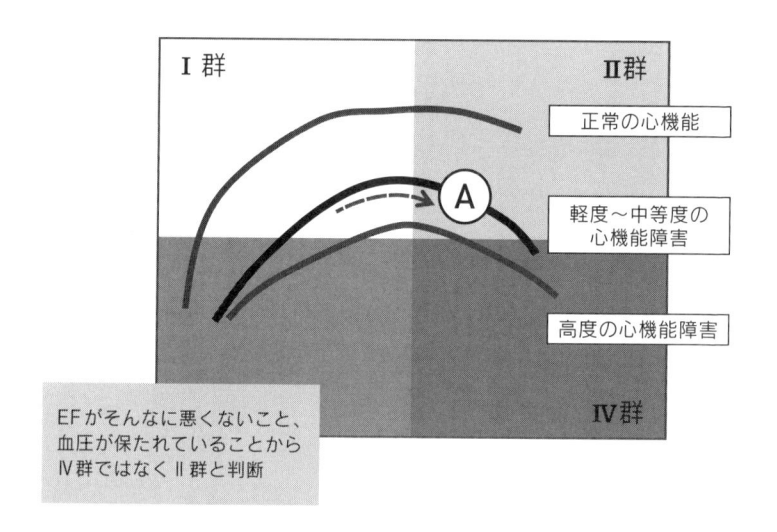

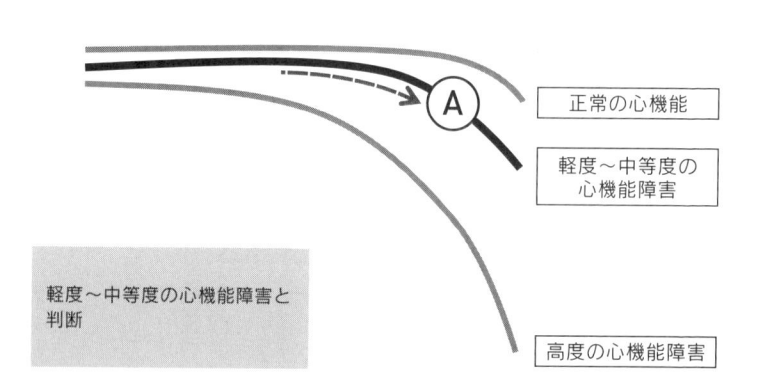

I群　Ⅱ群
正常の心機能
Ⓐ
軽度〜中等度の心機能障害
高度の心機能障害
Ⅳ群

EFがそんなに悪くないこと、血圧が保たれていることからⅣ群ではなくⅡ群と判断

Ⓐ
正常の心機能
軽度〜中等度の心機能障害

軽度〜中等度の心機能障害と判断

高度の心機能障害

まずは症状を取ることが最優先であるため、挿管による人工呼吸は今回は必要なさそう。NPPV (non invasive positive pressure ventilation) などもまだ必要か不明であることやセッティングに少し時間がかかることなどから、薬剤で治療開始することにする。末梢の小静脈〜細静脈を硝酸薬の口腔内スプレー製剤や、硝酸イソソルビドなどの硝酸薬で拡張させて前負荷を減らす。その後、フロセミドの静注 (1/2A〜1A[*1]) をし、hANPを投与する[*2]。主たる原因である後負荷を下げる治療として、血圧の下がりが悪ければ、ニカルジピンも持続投与する。こういった例ではPDE-Ⅲ阻害薬は必要ないことも多いけどね」

---

*1 フロセミドの過剰投与による腎前性腎不全を考慮し、少量から投与します。
*2 フロセミドよりhANPが先、と言われるかもしれませんが、ここでは後に投与しています。

4-4

PDE-Ⅲ阻害薬が
有用な例

男「PDE-Ⅲ阻害薬は、少し心機能が悪い人の後負荷をとる要素もあるけど、やはり『wet（肺うっ血あり）and cold（末梢循環不全あり）』のかなり心機能が悪い人、肺うっ血があり低心拍出量の状態にある人に適応があると思う。そこで、もう一つ症例をあげてみるよ」

正実「お願いします」

男「もともと拡張型心筋症（DCM：dilated cardiomyopathy）で何度も心不全による入院歴がある60歳の男性。内服薬はACE阻害薬、β遮断薬、利尿薬あり。今回も呼吸困難を訴えてER受診。血圧は90/50mmHgと低めでレントゲンでは心拡大と肺うっ血、ポータブル心エコーでは、EFは25～30%とかなり悪く、IVCは20mmと拡大している（図4-4-1）。

　第一の線だと図4-4-2のような状態だよ。酸素投与しながら、NPPVなどの使用も考えつつ、フロセミドはⅠ群でいられる範囲が狭いと考え、やはり少量（1/2A～1A[*1]）からスタート（先に硝酸イソソルビドなどの硝酸薬を少量使用しているかもしれません）。心不全

---
*1　フロセミドの過剰投与による腎前性腎不全を考慮し、少量から投与します。

▼ 症例②:基本データ

年齢(歳)	60	胸部レントゲン	肺うっ血(+)
性別	男性		心拡大(++)
基礎疾患	拡張型心筋症		
血圧(mmHg)	90/50	EF(%)	25〜30
脈拍(回/分)	80	E/A(cm/s)	100/50
SpO₂(%)	90 (room air)	TR−PG(mmHg)	45
IVC(mm)	20	IVC(mm)	20

▼ 症例②:第一の線と第二の線に当てはめてみる

図4-4-1

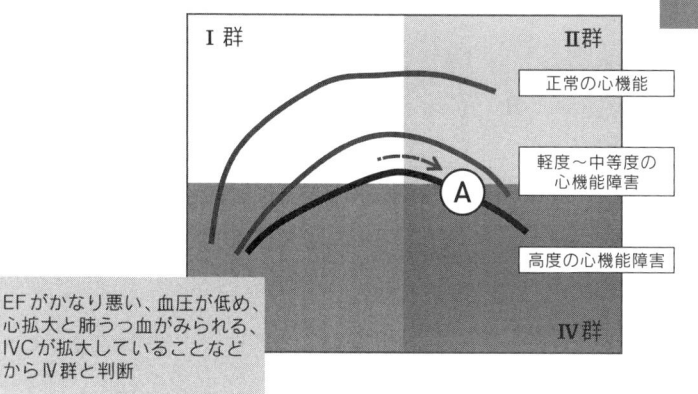

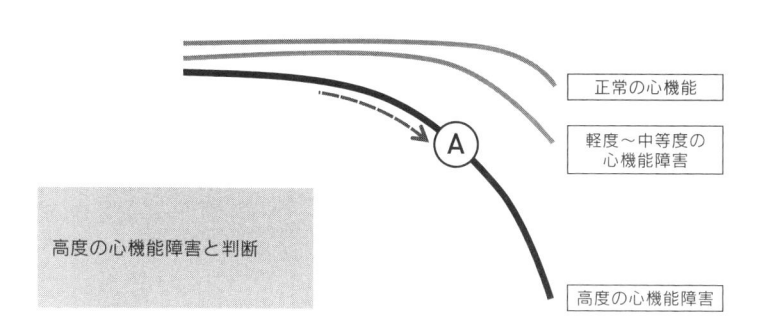

図4-4-2

EFがかなり悪い、血圧が低め、心拡大と肺うっ血がみられる、IVCが拡大していることなどからⅣ群と判断

高度の心機能障害と判断

治療の理想は心筋保護であるため、hANPだけで済めばいいんだけど、現実的には難しい例も多い。今回も、hANPは投与するけど、血圧低下に注意しながら、低容量から投与することにしよう(コラム5、P.104参照)。EFが悪いため、心収縮性も低下していると考え、使わないで済むなら使わないんだけど、ドブタミンを併用することになった。なんとか患者さんをI群に持っていくわけだね。そして傾きを上げて心拍出量を増やして利尿をかけていく」

正実「もしドブタミンだけでは血圧が維持できない場合は？」

男「その場合は、ドパミンもいかざるを得ないかもしれないね。その前か、その後にドブタミンだけではダメな場合や、ドブタミンを切っていきたいときにPDE-Ⅲ阻害薬(ミルリノン)を使用するんだ。状態が改善していけば、カテコラミンから減量・中止していって、必要ならピモベンダンなどの内服薬と併用しながらミルリノンを中止。少量のRAS阻害薬を持続、もしくは投与開始しながらhANPを切っていく。この流れの中で、あくまで利尿効果を期待するのはフロセミドであるということ。利尿効果をhANPだけに頼らないことが大事だね。もし静注で1日に1/2A(10mg)必要だとすると、内服なら約20〜40mg必要になるかと思う。もちろん、その後の微調節が重要であることは言うまでもないよ」

＊　＊　＊　＊　＊

　日射しの強さが南国らしさを増してくる頃、街では若者たちがよさこい祭りに向けて日が暮れるまで練習している姿をよく見かけるようになった。

　正実がいつものように病院から自転車に乗って遅い夕ご飯を食べに行こうとしていると、駐輪場でこれから勤務するために自転車でやってきた夕美と出くわした。普段のオペ着姿もいいが、スタイルがよくて、切れ長の目に凜とした端正な顔立ちの夕美は私服のセンスもよかった。恋愛の対象としてではなくとも、やはり見とれてしまう。いや、実際のところは恋愛の対象として見ているのかもしれない。正実にとって夕美はときに物怖じしそうになることもある性格の持ち主だったが、ルックスは理想のタイプであり、多香子ほどまではいかなくても、気になる存在だったのだ。

　挨拶を交わすと、夕美は「この前は後負荷のこと教えてくれてありがと。まあ、上の先生から教えてもらったことでしょ」と話を続けた。どうやら、先輩の先生たちの空いた時間を見計らって聞き回っていたのがバレていたようだ。

　しかし、そこまでストレートに言わなくても…と思っていると、夕美が「これ、もしよかったらと思って…」と映画のチケットを渡してきた。「映画かあ、しばらく行ってないなあ」とつぶやく正実を尻目に、夕美はそそくさと仕事へ向かっていった。

　「2人で映画も確かにいいかもな。でもこの映画、もろ恋愛もの

だ。夕美さんの趣味なのだろうか…ちょっとこういうのはなあ…」
　そう考えながらも、まんざらでもない表情を浮かべて、正実は夕暮れの街へと向かった。

第4章

◆ 後負荷

　1) 後負荷とは、収縮末期に心筋長を最も収縮させる、左室内にかかる圧力。

　　　　　　　　　　　　　　　単一の指標で表すことは難しい

　2) 後負荷が増大すると心拍出量が減るが、

　　　　　心臓は末梢の細胞に血液を届けようと努力する（代償反応）

　　　　　　　　　　　　↓　↓　↓

　　　　　　　後負荷不整合によるうっ血性心不全

　　　　　　　　　　　　　＝

　後負荷増大による心拍出量低下を前負荷増大で代償していたものが、

　　　　　　　　代償できなくなった状態

◆ 第二の線は、後負荷と心拍出量についての線

　心機能が悪い人ほど後負荷の影響を受けて、心拍出量の維持は難しくなる

夕美さんは実は乙女なのかもしれない。
　　映画は多香子ちゃんには内緒で行こう

column 5

どの薬剤がどの血管に効いているか

▼ 各種薬剤の各血管に対する作用

図[コラム]5-1

	中動脈	細動脈〜毛細血管	細静脈	中静脈	冠動脈	輸入細動脈	輸出細動脈
ニカルジピン	拡張 3+	拡張 2+	拡張 +/-〜1+	拡張 +/-〜1+	拡張 +/-〜1+	拡張 1+	拡張 1+
硝酸イソソルビド	拡張 +/-〜1+	拡張 +/-〜1+	拡張 2+	拡張 1+	拡張 2+〜3+	−	−
ニトログリセリン	拡張 1+	拡張 +/-〜1+	拡張 3+	拡張 2+	拡張 3+	−	−
ニコランジル	拡張 +/-	拡張 1+	−	−	拡張 1+	−	−
hANP	拡張 1+〜2+	拡張 1+〜2+	拡張 2+	拡張 1+	−	拡張 2+	拡張 1+
ミルリノン	拡張 1+	拡張 3+	拡張 1+〜2+	−	−	−	−
DOA	収縮 3+	収縮 3+	収縮 2+	−	−	拡張 +/-〜1+	−
DOB	収縮 1+	収縮 2+	−	−	−	−	−
ARB内服	拡張 2+	拡張 1+	−	−	−	拡張 2+	拡張 3+

血圧を測っているレベルの太い動脈、ある程度太い静脈、細動脈、細静脈、冠動脈、腎輸入細動脈、腎輸出細動脈について、各種薬剤の作用を図[コラム]5-1に示しています(これは私見です。この表が正解、正確というわけではなくケース・バイ・ケースであり、みなさんのイメージと違う部分も多くあると思います)。

最も注目・注意すべき点は、ARBやACE阻害薬が腎輸出細動脈を腎輸入細動脈よりも確実に拡げることです。これらは糸球体内圧を下げ、腎保護機能がありますが、尿を出す圧力も低下します。そのため、心不全例に血圧が高いからといって急に大容量を投与すると、尿が濾せなくなるので無尿になってしまいます。腎機能低下例では残った糸球体に圧をかけて頑張っている場合が多いので、低心機能のときは腎臓にたどり着く血流量も少なく、特に注意が必要です。

　ARBやACE阻害薬を使用するときはごく少量から開始します。投与してしまった薬は体外に出せませんが、薬が足りないときは増やせばいいだけです。極端な例だとエナラプリルであれば0.625〜1.25mg、カンデサルタンであれば0.5〜1mgなどの極端に少ない量から始め、忍容性をクレアチニン値や尿量、血圧でモニターしながら、投与を朝夕にするなどの方法で増量していくのがよい方法かと思います。

　hANPについては、投与目的を考える必要があります。hANPの効果は、①RAS抑制効果、②血管拡張作用、③期待しすぎない方がよい利尿作用、④その他の様々な効果（腎保護作用、交感神経抑制作用、血管新生作用など）です。

　hANPは、心不全時には必ず①の効果を期待して使用するわけです。②の効果は人によって様々なので、硝酸薬やニカルジピン（カルシウム拮抗薬）といった効果が確実な薬をこの目的に使うこともあります。③はあくまで「おまけ」です。尿が出ればラッキーくらいに考えましょう。あくまで尿を出すのはフロセミド（利尿薬）と考えるべきです。

また、②の効果は副作用とも考えられます。特にもともと血圧がそんなに高くなく、IVCがペシャンコな人は投与後すぐに血圧がストンと下がる可能性が高いです。low dose hANPという0.025γ以下で投与する方法と、high dose hANPという0.05γ以上で投与する方法がありますが、通常はlow doseで投与し、血圧が下がらなければ投与量を0.05γ程度まで上げます（せいぜい上げても0.1γまでで、上げないことも多いです）。血圧を下げる目的であれば、hANPよりもニカルジピンの方が確実です。hANPの投与目的は、①のRAS抑制であることが重要です。

　逆に血圧が低くても、0.0125γや0.00625γで①の目的で投与することもあります。hANPの①の目的はどんなに容量が少なくても認められ、投与量が多ければその効果は高くなります（ただ0.05γ以上はあまり使用しないと思います）。

　②の効果も容量依存性（0.1γまででしょうか）ですが、ニカルジピンのように確実性はなく、各個人で異なります。

　③の効果は0.05γまでは容量依存性ですが、これも個人によって異なり、確実性はないので、あくまで尿を出すのはフロセミドです。つまり、hANPの使い方としては、血圧が下がらないように、どんなに少なくてもできるだけ①目的で投与を続けることがコツです。hANPの半減期は27分で、腎機能に影響がないため透析中でも投与可能です。

　ミルリノンはPDE-Ⅲ阻害薬で、強心作用と末梢血管拡張作用があります。末梢血管拡張作用は細静脈よりも特に細動脈を拡張させる

イメージがあるので、後負荷を取る効果が期待できます。

　細動脈は血圧を測定している血管よりも、より末梢の血管であるため、血圧をストレートに下げる効果は不確実です。降圧薬ではないので、あくまで血圧を下げたいときはニカルジピンを投与すべきです（作用する血管の部位が違います）。作用は細胞内のcAMPが分解されるのを防ぎ、cAMPの濃度を高めてから起こるので、1～2時間かかります。心機能が悪いほど、後負荷の影響を受けて心拍出量が減るため、血圧＝心拍出量×末梢血管抵抗ではありますが、低心機能例では血圧が下がらずに心拍出量を増加させる効果が期待できます。また、ドブタミンを5γ以上投与しても心拍出量が増えないときにも使用を考慮することがあります。

　ミルリノンは0.125γまでは強心作用が主で、血管拡張作用は少ないので血圧低下はきたしにくいと思います。0.25γ以上では強心作用に加えて血圧拡張作用が出てくるので、血圧が下がる可能性が高まります。腎臓で93％排出されるので、腎不全例や透析中では使用できません。

　カテコラミンを使用しなくてはいけない低心機能例の場合、理想としては、カテコラミンとミルリノンを併用してカテコラミンを減量、ミルリノンとピモベンダンを併用しながら、β遮断薬を増量していき、ミルリノンは中止していく方法などがあります。

■γとシリンジポンプ容量の簡単な計算方法

ほとんどの薬には、体重当たりのγとシリンジポンプの流量が書かれた表がついていますが、計算式もあるので覚えておくと便利です。

$$流量(mL/hr) = \frac{(\gamma[\mu g \div min \div kg] \times 体重[kg] \times 6)}{(薬液濃度A[mg \div mL] \times 100)}$$

たとえば、イノバンシリンジは有効成分150mgが50mLに入っていますので、薬液濃度Aは3になります。だから、体重が50kgの人はγが流量になるというわけです（そのように作っているようです）。

column 6

カルシウム拮抗薬3種類の使い分け

　カルシウム拮抗薬は図のように3種類に分けられます（図[コラム]6-1）。図の上に行くほど「血圧を下げる」効果が強くなり、下に行くほど「脈を下げる」効果が強くなります。

図[コラム]6-1

血圧下げる ↑

ジヒドロピリジン系

（内服）アムロジピン、シルニジピン…
（静注）ニカルジピン

- 副作用として、血管を拡げることによって心臓がびっくりして脈が速くなることがある（もちろんカルシウム拮抗薬である以上は脈が遅くなることもある）
- 冠攣縮予防効果もある

冠動脈拡張
（攣縮予防）

ジルチアゼム

（内服／静注）ジルチアゼム

- 血圧と心拍数をそこそこ下げる（あまり下がらない）
- 冠攣縮予防効果に優れる

↓ 脈下げる

ベラパミル

（内服／静注）ベラパミル

- 血圧にはほとんど関与しない
- 冠攣縮予防効果もある

中間のジルチアゼムは血圧を少し下げ、脈も少し下げるのですが、特殊効果として、「冠動脈の攣縮を防ぐ」効果が強いという特徴があります（ジヒドロピリジン系にもベラパミルにもあります）。

　「血圧を下げる」効果が強いジヒドロピリジン系にはアムロジピン、シルニジピンなどがあります。ジヒドロピリジン系の注射薬バージョンがニカルジピンです。ジヒドロピリジン系には、血管を拡げすぎて心臓がびっくりして脈が速くなるという反射性の交感神経興奮作用があり、副作用として脈が速くなることがあります。この副作用対策として、シルニジピンやアゼルニジピンがあります。脈が遅めの高血圧にはアムロジピン、速めならシルニジピンなどと使い分けます。もちろんカルシウム拮抗薬である以上、脈が遅くなることもあり得ます。

　「脈を下げる」効果が強いベラパミルは、ほとんど血圧には関係しません。

第5章

第三の線：

左室圧曲線、左房圧曲線、
大動脈圧曲線を一緒に覚える

8月の高知はさすがに暑く、熱中症で運ばれてくる人もかなり多かった。月初めの休日に一緒に観た、夕美のお勧め映画はまずまずだった。今度は自分も楽しめる推理ものにしようと思いながら、正実は容赦ない暑さと闘っていた。彼は、一度観て気に入った推理ものの映画があれば、上映期間中に再び足を運んでいた。たとえ結末がわかっていても、見落としていた伏線などをすべて発見することを密かに楽しんでいた。もちろん、メモを取りながら。さすがに夕美と一緒に観た恋愛映画では、メモを取ることはなかったが…。

　いよいよ本番を迎えたよさこい祭りは、休日と重なったこともあって、多香子や夕美も含め、病院の面々と大勢で出かけた。迫力がある祭りで、踊っているのは若者が多い。よさこい祭りというのは、成長する祭りなのだそうだ。昔ながらの音楽や踊りをしている団体は少なく、創作ダンスが多く、中にはヒップホップ調の曲で踊る集団もある。歳をとるごとに渋みが出る踊りがよいのでは…と正実は馴染めない部分もあったのだが、踊った経験がある多香子や、感動して見ている夕美の手前、そんなことは言えなかった。

　その数日後、正実と他の研修医数人は多香子の案内で龍馬歴史館や龍河洞といった観光名所を訪ねていた。他の研修医から、どうしても多香子とのつながりがほしいと言われ、嫌々企画したのは正実であった。どうして自分がこんなことしなくちゃ…。正実は自分の気持ちを押し殺したのだった。

　龍馬歴史館は先の大河ドラマのあと綺麗になったようだが、もとから蝋人形がたくさん展示されており、相当好評だったそうだ。

それよりも正実を興奮させたのは、龍馬歴史館の近くにある、四国自動車博物館であった。カー雑誌を購読している車マニアの正実にとって、こんな穴場があるとはつゆ知らず、我を忘れて興奮してしまった。そんな正実を見て、多香子は大笑いだった。

　龍河洞内では多香子が正実の手を他の研修医には気づかれないようにギュッと握ってきた。洞窟が多香子には怖かったのかもしれない…。その中はかなりひんやりしていて気持ちがよかったが、出るのに40分もかかり、起伏も激しいため、外に出たときは皆、汗だくになってしまった。ただ、正実は内心、このおかげで初めて手をつないだ多香子に滝のように流れる自分の手汗を悟られずにすんだのでは、とほっとしていた。

　そんなことを知ってか知らずか、多香子は女らしい仕草で髪を掻き揚げながら話しかけてきた。

　「今度、ランチかディナーに連れてってくださいよ、もちろん2人で。聞いてほしい話もあるし…」

　正実が笑ってうなずくと、多香子はニコッと笑みを残して集団の中へ入っていった。

　ただ、この約束はすぐには実現しなかった。正実には仕事で解決したい問題があったからだ。

　彼は、心機能について、もっと理解を深める必要性をひしひしと感じていた。そのため、今日もエコー室から拝借してきた心機能の本を読みながら食事を取っていた。いつもならその日の食事のメニューだけでなく、その感想もメモ帳に書いていた正実だったが、

このところは、食事の感想の代わりにぎっしりと心機能に関するメモを書き込んでいた。

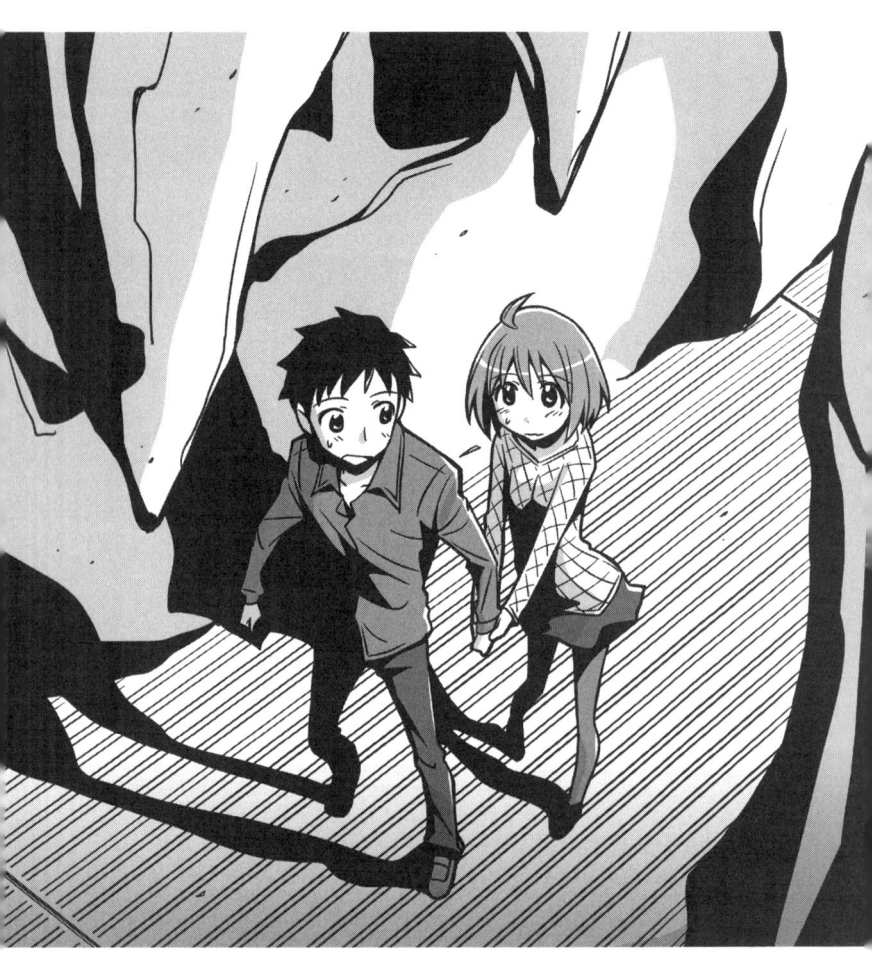

* * * * *

5-1

左室拡張末期圧
(LVEDP)

男「その教科書の題名からすると、まだ心機能のところでつまずいてるようだね…。前に心機能については4つの線が重要だって言ったけど、もう2本は知っているね。今回は、第三の線の図の説明をするよ。ここでは、同時に3本を覚えてもらう必要があるんだ。**左室圧曲線**、**左房圧曲線**、そして**大動脈圧曲線**だよ。特に、左室圧曲線と左房圧曲線の2つは、左室拡張末期圧(LVEDP)と肺毛細血管楔入圧(PCWP)の違いを理解するために非常に大事だね」

正実「今回は1本の線じゃなくて、同時に3本覚えるんですね」

男「そう、とりあえず1本ずつ説明していくね。最初は、左室圧曲線だよ(**図5-1-1**、P.116)。縦軸は圧で、横軸は時間だよ。この曲線には、AからFまでのポイントがあるんだ。まず、左室が収縮して曲線を上がっていく(A)。その反動も利用しつつ、次に左室が弛緩し曲線を下がっていく(B)。そして、最下点になったあと、バウンドするように少し上に上がる(C)。さらに、横に平行に移動(D)して、最後に左房が収縮することで左室の圧が上がるんだ(E)[*1]。すごく大事な、**左室拡張末期圧(LVEDP)は点F**ということになる。**収縮する直前の圧**ということだね。もちろん、心房細動では心房が収縮することで発生するEはないよ」

図5-1-1

▼ 左室圧曲線

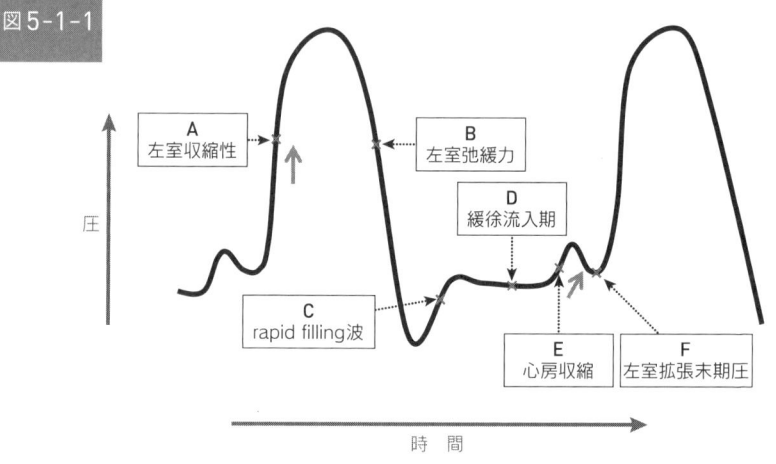

```
A 左室収縮性
B 左室弛緩力
C rapid filling波
D 緩徐流入期
E 心房収縮
F 左室拡張末期圧
```

圧 / 時間

正実「曲線のそれぞれの傾きや形は何を意味しているんですか？」

男「Aの傾きは『**左室収縮性**』だよ。心エコーの組織ドプラでいうと、僧帽弁輪移動速度の s' に相当するんだ。Bは『**左室弛緩力**』という左室が自分の力で緩む力で、e' に相当する。Cは、急速流入期に左室へ入ってきた血流に対する左室の挙動を示していて[*2]、エコーでのE波減速時間（DT：deceleration time）に相当するんだ。左室に急速に流入する血流の速度が、急激に遅くなる血流速度変化によって、聴診法で聴かれるⅢ音とも関係しているよ。Eの部分は、心房の力（心房収

---

*1 心房が収縮する直前の圧をpre A圧といい、左房平均圧（≒PCWP）の近似値として用いることもあります。
*2 rapid filling波。RFともいいます。

縮性)と、このときの左房の容量(左房の前負荷)、そして、特に左室の受け入れ態勢(左房から見た後負荷)によって決定され、Ⅳ音とも関係しているんだ」

正実「LVEDPが高いと悪いってイメージがあるんですが…」

男「まさにその通りだね。Eの部分が高くなり、F点の位置が高くなる、つまりLVEDPが高くなるときは、左室が様々な理由で硬くなっていることが推測される。また、Ⅳ音が出るのは、まず左室の受け入れ態勢が悪いことが条件なんだ。その条件とはまさに『左室が硬いこと』で、硬くなるとすれば、2つのパターンがある。

　肥大型心筋症や高血圧による心肥大で心筋そのものが硬い場合と、DCMや冠動脈の左前下行枝病変未治療の拡大した虚血性心筋症(ICM: ischemic cardiomyopathy)で、パンパンに膨らまされた風船のように硬い場合だよ。前者で聴かれるⅣ音はhigh pitchで明瞭なのに対して、後者で聴かれるⅣ音はlow pitchという違いがある。これは実際に聴いてみるしかないけど、知っておいて聴くのと、知らずに聴いたのでは、聴き方や覚え方に違いが生じてしまうから、知っておいたほうがいいと思うよ。

　そして、Ⅳ音は体表から触れることができるんだ。ちなみに、うっ血性心不全が悪すぎるときは、拡張末期に左室が『もうこれ以上血液は入れないよ』ということで、Ⅳ音が発生しないこともある(Ⅲ音は聴かれます)」

5-2

肺毛細血管楔入圧
(PCWP)

男「次は左房圧曲線だよ。左房圧曲線を左室圧曲線に加えてみるね（図5-2-1）。まず、心室が収縮しているときには心房は拡張しているんだ。心房の拡張の前半（A）は、心房がATPを使う能動的な拡張で陰圧になっている。後半（B）は、心室の収縮に伴う弁輪の移動による心房の受動的な拡張で陰圧になっている。肺静脈から血流が左房に入ってくることによって左房圧は上昇し（C）、左室圧曲線と交わる点で僧帽弁（M弁）が開く（D）。左室へ血流が流入することで左房圧は低下し（E）、緩徐流入期には左房圧は平行に右へ移動する（F）。心房の収縮に伴い左房圧は上昇し（G）、収縮が終わると左房圧は低下（A'）。左室圧曲線と交わるところ（H）でM弁が閉じる。この**左房圧曲線の平均圧を肺毛細血管楔入圧（PCWP）という**んだ。ちなみにPCWPは、拡張期肺動脈圧とほぼ等しい値をとることも覚えておくといいよ」

正実「**PCWPとLVEDPは違うもの**なんですね。同じかと思ってました…」

男「そう、それは大事なことだね。同じような意味で使われることがあるから間違ってしまいがちなんだけど、まったくの別物だからね」

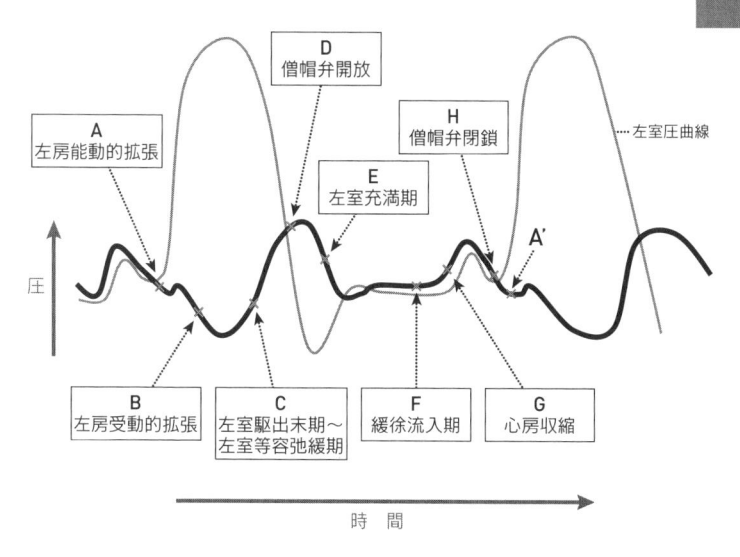

▼ 左房圧曲線（左室圧曲線に加える）

図5-2-1

- A 左房能動的拡張
- B 左房受動的拡張
- C 左室駆出末期～左室等容弛緩期
- D 僧帽弁開放
- E 左室充満期
- F 緩徐流入期
- G 心房収縮
- H 僧帽弁閉鎖
- A'

……左室圧曲線

圧

時　間

5－2

119

5-3

左室圧曲線と左房圧曲線による心エコーの
左室流入血流速波形(TMF)

男「心エコーをするときに、TMFをパルスドプラ法で表示するんだけど、その波形の理解に非常に大事なことなので、拡張期のみを拡大してみるよ(**図5-3-1**)。心エコー検査では、左房から左室への血流の速度を縦軸に、時間を横軸にした図で、流入血流の速度波形、いわゆるE波とA波を表示して、最高速度などを測定するんだ。こんな図を見たことあるだろう?(**図5-3-2**)」

正実「ええ…機械的に手順通りに撮って測定しているだけですが…」

男「最初はそうだろうね。この縦軸は速度、横軸は時間を示しているTMFの意味をまず考えよう。曲線を理解する上で知っておくと有利なのが、エコーでは圧較差を見ているということだよ。エコーで表示されるE波やA波は、左房から左室に入ってくる血流速度だよね」

正実「ええ、それはまあ、わかります」

男「左房の圧より左室の圧が低い(左室の圧より左房の圧が高い)から、その血流速度が生まれているんだ。それをエコーで捉えていると想像してごらん。さっき見た拡張期の図(**図5-3-1参照**)で、左房圧

▼ 左室圧曲線と左房圧曲線（拡張期のみ拡大）

図5-3-1

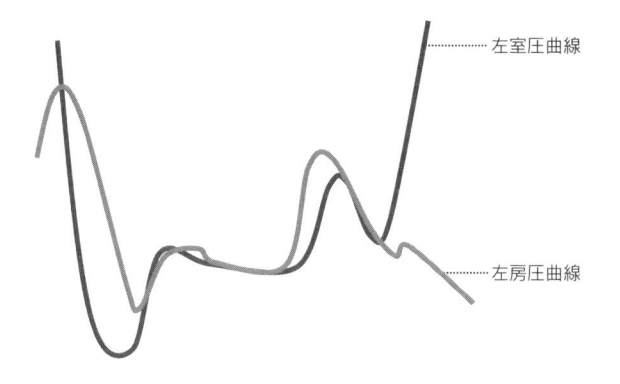

………左室圧曲線

………左房圧曲線

▼ 心エコーの左室流入血流速波形（TMF）

図5-3-2

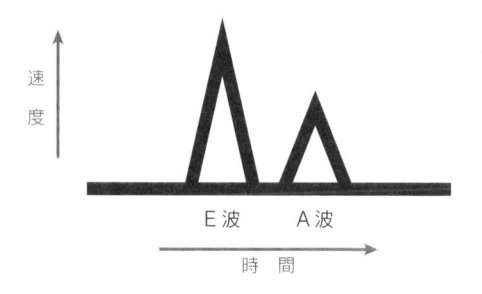

速度

E波　A波

時　間

曲線が左室圧曲線よりも上に位置している場所、つまり圧が高いところが2ヵ所あったよね。その最初の部分がE波を作っている圧較差で、後の方がA波を作っている圧較差ということなんだ（図5-3-3、P.123）。さっき見せたエコーの図（図5-3-2参照）のE波とA波

は、図のそれぞれの部分で左房→左室への圧較差によって生じる速度を示しているんだ。

次に、左室の拡張能について、掟破りだとは思うけど、大胆に5パターンに分けて考えてみよう。実際は左室拡張能とはそれ自体が学問であり、単純に割り切って考えられるほど簡単なものでは決してないんだけど、あくまで理解をしやすくして、その上でより深く勉強してもらいたいからね」

正実「ええ。じゃ、その5パターンっていうのは？」

男「この表（図5-3-4）だよ。これは簡単に分類したもので、使えないわけではないけど、あくまでも今後勉強していくときに、とっつきやすくするためのものだからね。ここでは左室拡張能を大胆に、左室弛緩能（左室がATPを使って能動的に血液を左房から吸い込む力）、左室stiffness（硬さ）、左房圧（＝PCWP、これは様々な結果で上昇するものなので拡張能ではないのですが）の3つがどうなるのかで考えるようにしよう。原則、左室弛緩能→左室stiffness→左房圧の順番で悪くなると考えてね。もちろん、正常の人に超多量の前負荷をかけると左室弛緩能、左室stiffnessは悪くないのに突然、左房圧上昇（左房圧が悪くなるということは上昇するということ）の状態になることもありえるけどね」

正実「わかりました」

▼ E波とA波は圧較差を示している

図5-3-3

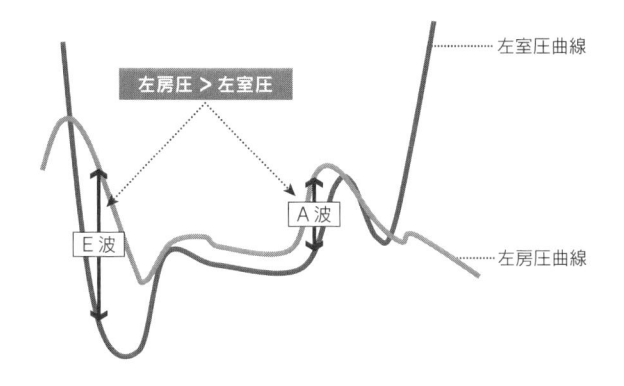

左室圧曲線
左房圧 > 左室圧
E波
A波
左房圧曲線

▼ 左室拡張能：掟破りの5パターン

図5-3-4

	弛緩	硬さ	左房圧	e'	TMF	PVAd-Ad	E/e'
健常若年者	正常	正常	低い	高値	E>A	30ms未満	<8
健常高齢者	低下	正常	低い〜正常	低値	E<A	30ms未満	<8
年齢に比し強い左室弛緩能低下	低下〜かなり低下	正常	正常	低値〜かなり低値	E<A	30ms未満	<8
左室stiffness上昇	かなり低下	上昇	正常〜軽度上昇	かなり低値	E<A or E>A	30ms以上	<8〜15
左房圧上昇	正常〜かなり低下	上昇	上昇	正常〜かなり低値	E>A	30ms以上	15<

男「じゃあ、健常若年者から見ていこう。左室弛緩は良好過ぎるくらい、左室の壁は柔らか（コンプライアンスがよい、stiffnessが高くない、とも表現される）、左房圧は低い。そんな状態の人のことで、高齢じゃなく、若年の健常者に多いパターンなんだ。健常若年者がこのパターンになる理由は、左室弛緩が良好で左房から左室に無理矢理押し込む必要がないので、左房圧が低くてすむからだね。また、左室の線維化などの心筋障害がないし、左房圧やLVEDPを上げる必要もないので、左室は柔らかなんだ」

正実「次は健常高齢者ですね」

男「そう。ここは大事だよ。最初につまずくところかもしれないね。左室弛緩は年齢による避けられない生理的範囲内の低下があり、左室壁は柔らか。だから、拡張早期にE波で吸い込めなかった血液を拡張末期にA波で押し込んでもLVEDPは上昇しない。つまり、柔らかってことだね。弛緩の低下を左房の押し込みでカバーし、左室壁は柔らかなので左房圧は高くない（図5-3-5）。心臓病を起こさずに一生暮らす人は、この年齢相応の左室弛緩障害の状態のままで天寿を全うするはずなんだ。たとえば90歳の場合、歳相応の左室弛緩障害なら起こっていても問題はない。ここで言いたいのは、現代人は**55〜60歳で左室弛緩能の年齢相応の低下は避けようもなく起こってくる**ので、65歳の人で心エコーを撮ってE波の方がA波より低いE＜Aパターン（図5-3-6）を見て、『これは異常だ』と焦らないと

▼ 健常高齢者の例

図5-3-5

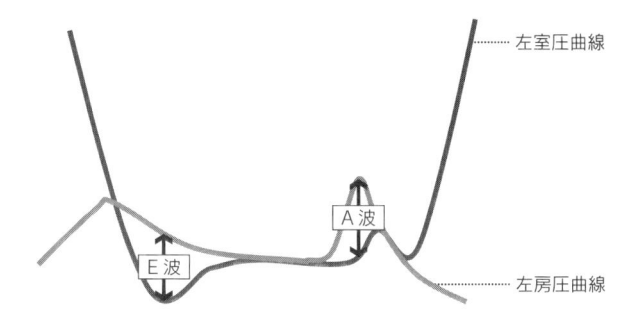

左室圧曲線
A波
E波
左房圧曲線

▼ 健常高齢者のTMFの例

図5-3-6

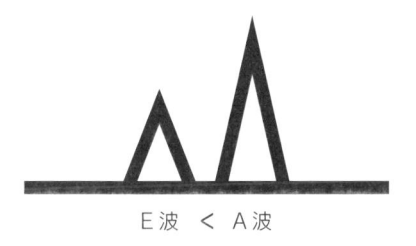

E波 ＜ A波

いうこと。たしかに異常は異常なんだけど、病的異常ではなく、生理的範囲内の異常なんだ。言い換えれば、**E＜Aパターンは60歳以上（左室弛緩能に年齢相応の低下が起こった人）の安心していいパターン**なんだよ。もちろん、他の指標や組織ドプラなどで、年齢に比して強い弛緩の低下が見られたら、それは病的な異常だよ」

図5-3-7

▼ 年齢相応の左室弛緩障害(A)、年齢に比して強い左室弛緩障害(B)の例

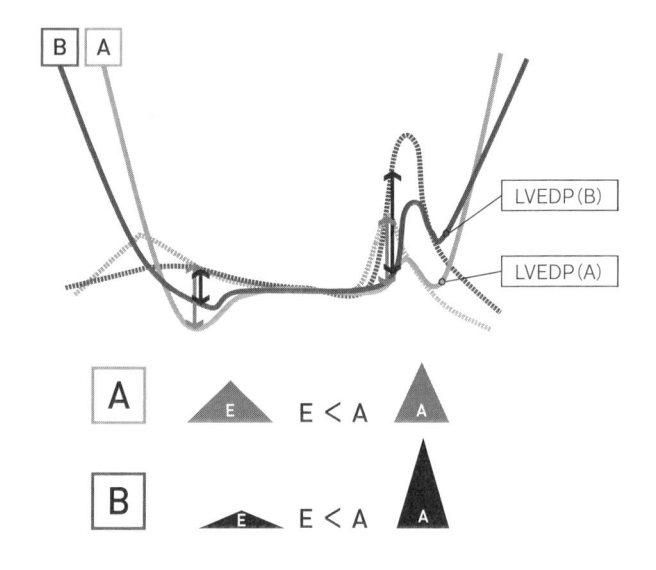

LVEDP(B)
LVEDP(A)

A　E＜A
B　E＜A

正実「年齢に比して強い左室弛緩能低下というのは、たとえば40歳なのに左室が弛緩する力が弱っているとか、60歳で平均より弛緩する力が弱っているってことですか？」

男「その通り。年齢に比して強い左室弛緩障害で左室がそれほど硬くなっていない状態は、左室弛緩はかなり低下している、左室は正常か少し硬い程度、左房圧は正常というグループだね。この図(図5-3-7)だと、Aの左室・左房圧曲線は年齢相応の左室弛緩障害を示し、Bは年齢に比して強い左室弛緩障害の場合を示しているよ」

正実「何をもって、年齢に相応するかどうか決めるんですか?」

男「いろんな指標を測定し、その年齢での平均値と比べることかな。TMFはそのうちのひとつだね」

正実「年齢相応の弛緩障害から、年齢に比して強い左室弛緩障害という状態を経て、左室が硬くなってくるわけですね」

男「様々な理由で心筋障害があると、左室stiffnessが上昇している可能性があるよ。Forrester分類のI群の範囲にいるとき、つまり左房圧も高くなく、心拍出量も正常に保たれている状態で、心エコー検査のTMFではE>Aパターンを呈していても、左室stiffnessが上昇している可能性はある。もちろんE<Aパターンもあり得るよ。TMFだけではわからないんだ。次ページの図では、Bが年齢に比して強い左室弛緩障害の人で、Bより症状が進んで、E>Aパターンになってしまうまで左室が硬くなっている人をCにしているよ(**図5-3-8**、P.128)。このグループに属する場合は、左室弛緩能は相当低下しており、左室の硬さとしてはかなり硬い、左房圧はうっ血をきたさない程度に上昇している状態と考えられる。左房圧は、左室の硬さの状態によるんだ。図では、左房圧が肺うっ血をきたすほどには上昇していない例をCとして載せているけど、左室が硬過ぎれば末梢の細胞に血液を送るために、第一の線(**第2章参照**)の理屈に従い、左房圧(前負荷)を上げざるを得ないよね。それで、左房圧曲線が上昇し、

図5-3-8

▼ 左室が硬くなっている人(C)の例

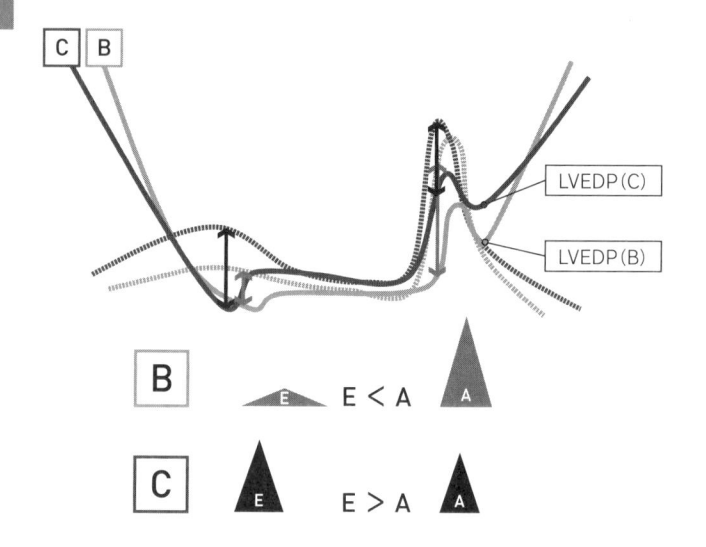

[C] [B]

LVEDP(C)
LVEDP(B)

[B] E < A
[C] E > A

平均左房圧(= PCWP)も上昇して肺うっ血をきたしてしまう。その場合は次に説明するグループに属することになるんだ。ちなみに図のCでも、左房圧曲線の平均した圧は、弛緩障害があるだけの群と比べると、幾分かは上昇しているよ」

正実「はい。最後は、左房圧が上昇しているグループですね」

男「このグループに分類されるケースで主なものは、様々な理由による心筋障害から左室拡張障害があって、左室が硬くなってしまい、左房圧も肺うっ血をきたすくらい上昇している場合だね。ただ、左室

▼ CとDはそれぞれどのパターン？

図5-3-9

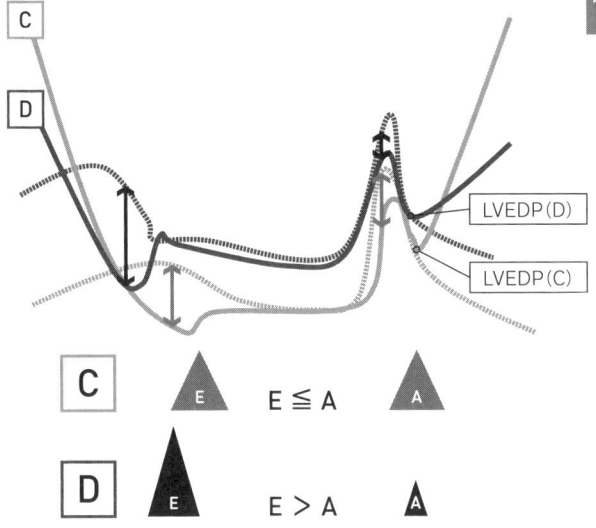

| C |
| D |

LVEDP(D)
LVEDP(C)

C   E ≦ A

D   E > A

弛緩能が正常な場合や左室stiffnessに関しては柔らかな場合でも、左房圧がかなり上昇しているとこのグループに入るよ。たとえば、心筋障害がまったくなくても、無理矢理点滴50Lを10分間で投与されただとか、前負荷などが急激に増大する要因がある場合でも肺うっ血をきたすわけだから、このグループに入ることになる。もちろん、ちょっとした原因で左房圧が肺うっ血をきたすほどの左房圧上昇を招きやすいのは、年齢に比して強い左室弛緩障害の人で、さらにそれよりも招きやすいのが左室が硬くなってしまっている人だよ。じゃあ、この図だと、CとDはそれぞれどんな状態かわかるかな？（図5-3-9）」

正実「え～っと、Cは、年齢に比し左室弛緩障害が強くて左室が硬くなっているけど、左房圧はそれほど上昇していない例。Dは、年齢に比し左室弛緩障害が強くて左室も硬く、さらには左房圧もかなり上がってしまっている例ですか？」

男「そう、その通り。最後に、TMFだけみると、PCWPが正常なのか異常高値なのかわからないという注意点をあげるね。図5-3-10の下の三角形が示すように、TMFのパターンはいずれもE＞Aのパターンなんだけど、Aに比べBは左室の弛緩力も弱く（降りてくる傾きが小さい）、LVEDPも高く、左室収縮性も弱い（上がっていく傾きが小である）。その結果、PCWPが上昇しているのがわかるよね。このPCWPが上昇したことによって、左室と左房の圧較差が正常と似てしまっている。これを「**偽正常化パターン**」というんだ。55～60歳ぐらいの人は普通E＜Aパターンになっているはずなので、60歳を超えている人でE＞Aパターンになっている人は何らかの異常がある可能性も考えないといけない。逆に、60歳以上の人でE＜Aパターンだと、左房圧が上昇している可能性は低く『安心していい』パターンといえるね」

正実「ところで、さっき見た5パターンの表（図5-3-4参照）の"PVAd－Ad"というのは何ですか？ この値が30を超えると悪い状態のように見えるんですが…」

▼ 左房圧上昇〔偽正常化パターン〕(B)

図5-3-10

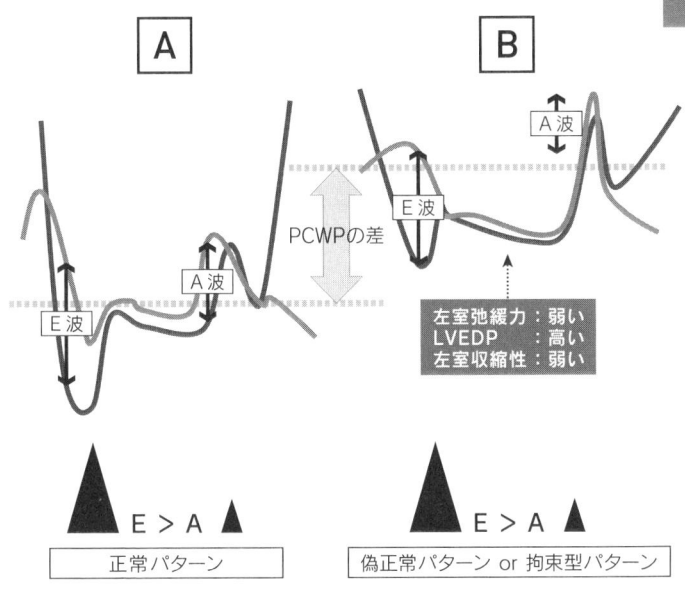

[図：A（正常パターン E>A）とB（偽正常パターン or 拘束型パターン E>A）の左室流入波形比較。Bでは左室弛緩力：弱い、LVEDP：高い、左室収縮性：弱い。PCWPの差を示す]

男「PVAd−Adとは、心房収縮期に左房から肺静脈に逆流する血流の持続時間から、左室内へ流入する血流の持続時間を引いた値のことなんだ（コラム7、P.138参照）」

正実「肺静脈血流速波形（PVF：pulmonary venous flow velocity）を出すのはなかなか難しいですよね」

男「左房と肺静脈の間には弁がないから、どうしても逆流がある程度

起こるんだ。でも、左室の血液の受け入れ態勢や僧帽弁に問題がなければ、普通はこの肺静脈へ返る血流が流れている時間は、心室へ向かう時間より短いんだ（**コラム4、P.74参照**）」

正実「PVAdはPVFの心房収縮期の左房から左室への逆流波の持続時間で、"d"はduration、時間のことですね。"Ad"はTMFのA波の持続時間のことですね」

男「左室壁が厚く硬くなってしまったり、血液でいっぱいになって引き伸ばされて硬くなってしまったりしたら（左房圧の上昇）、TMFのA波の持続時間よりもPVFのA波の持続時間が長くなってしまうんだ。君が言う通り、PVFは時に描出するのが難しいけど、記録できればかなり有用だよ（**コラム7、P.138参照**）」

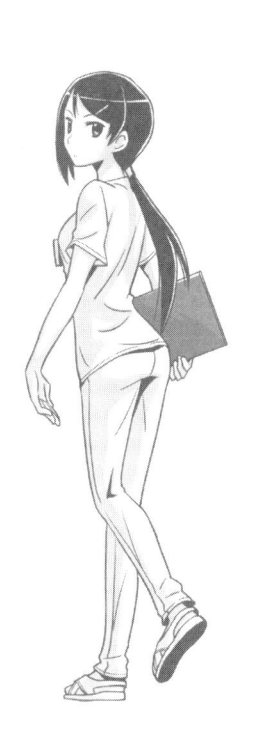

5-4

左室圧曲線と左房圧曲線に
大動脈圧曲線を加える

男「じゃあ、ここからは、左室圧曲線と左房圧曲線に加える3本目の曲線について説明するよ。最後に加えるのは、大動脈圧曲線だよ。この図は見たことがあるんじゃないかな？（図5-4-1)」

正実「ええ、この図は学生の頃に教科書でよく見ました」

男「実際には、いろんな疾患による様々な病態でこの図のそれぞれの曲線がどのように変化するかをイメージできないといけないんだけど、今回は一般的なことだけを説明するね。まず、図5-4-1が示すように、左室圧曲線と大動脈圧曲線が収縮早期に接するところ（A）が、大動脈弁（A弁）が開くところだね。収縮末期に左室圧曲線と大動脈圧曲線が離れるところ（B）は、A弁が閉じるところであり、A→Bが駆出期ということになる。そしてB→Cが**等容弛緩期**だ。C→Dは流入期で、D→Aが**等容収縮期**ということになる。D→Bは収縮期で、B→Dは拡張期だね。

　次の図（図5-4-2）のように、左室の収縮性と弛緩力が弱くなることで左室圧の傾きが小となり、**等容収縮時間**（**ICT**：isovolemic contraction time）と**等容弛緩時間**（**IRT**：isovolemic relaxation time）が延長することがわかるよね。IRTはe'と、ICTはs'と密接に

▼ 大動脈圧曲線（左室圧曲線と左房圧曲線に加える）

図5-4-1

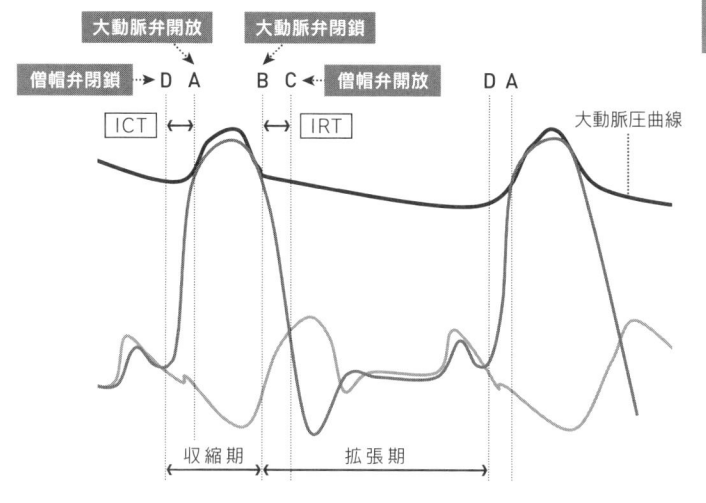

僧帽弁閉鎖 → D A ← **大動脈弁開放**　　**大動脈弁閉鎖** → B C ← **僧帽弁開放**　　D A

|ICT| ↔　　↔ |IRT|

大動脈圧曲線

収縮期　　拡張期

▼ 左室の収縮性と弛緩力が弱くなるとICT・IRTが延長する

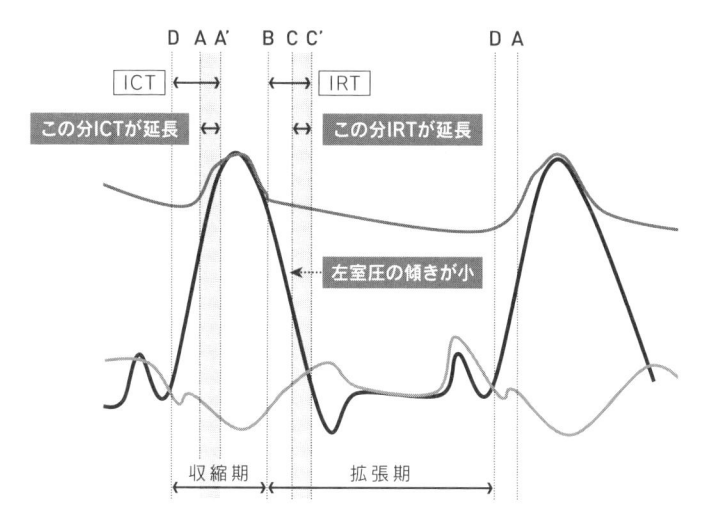

図5-4-2

D A A'　B C C'　　　　D A

|ICT| ↔　　↔ |IRT|

この分ICTが延長 ↔　　↔ **この分IRTが延長**

左室圧の傾きが小

収縮期　　拡張期

5-4

関係するんだ。だからIRTやICTを計測することは、心機能評価をするときに指標が増えることになるから、とても重要だよ」

正実「いろんな疾患で変化するって言ったけど、たとえば？」

男「そうだね、たとえば大動脈弁狭窄症（AS：aortic stenosis）だと、弁が完全に開かないから、大動脈圧より左室圧が高くなる。そして、その圧較差によって重症度が決まるよね。あとは、左室弛緩障害があるとIRTがだらだらと長くなってしまうよね。縦の圧の変化と横の時間の情報で時相がわかる曲線なんだ。ちなみに拡張障害がある症例では、わずかに収縮能も落ちているとされており、ICTも長くなってしまうんだ。そういったことを理解するのに必要な曲線が、今回の左房・左室・大動脈圧曲線だね」

第5章

◆ 第三の線は、左室圧曲線・左房圧曲線・大動脈圧曲線の3つを同時に覚える

1) 左室圧曲線のLVEDPと、

　　　　左房圧曲線の平均値であるPCWPは、まったくの別物

2) 3つの曲線の接点を利用して、ICT、IRTが計測できる

◆ 拡張能

1) 60歳以上のE＜Aパターンは生理的範囲内の左室弛緩異常

　　　　　　→ 言い換えれば「安心していい」パターン

2) 弛緩能 → stiffness → 左房圧上昇の順番に悪くなる

　　　　　　→ 健常者でstiffnessが上昇することは高齢者でもない

3) 拡張能が低下していると、EFでは表現できない収縮能も低下している

　　　　　　→ 第一の線や第二の線の傾きが悪くなっている

よさこい祭りは成長する祭り。
　多香子ちゃんと手をつなぐことができた！ 僕の恋も少し成長したかな。
　夕美さんに気づかれてないといいけど

column 7

心エコー検査の基本②

■左室流入血流速波形(TMF)の計測方法(第4章、5章)

左室流入血流速波形(TMF)の計測方法について示します。まずはカラードプラが表示できるボタンを押して、心臓の中の血流の流れを表示するようにします。簡単にいうと、カラードプラでは上に向かう血流が赤く表示され、下に向かう血流が青く表示されます。心エコー機のパルスドプラのボタンを押し、カラードプラで左房から左室に血流が流入してくるところを狙って、サンプルボリュームという測定部位を

▼ パルスドプラ法による左室流入血流速波形の計測方法

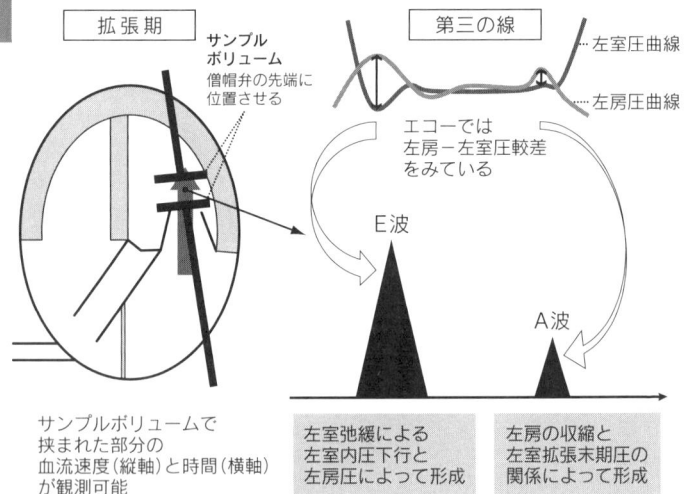

図[コラム] 7-1

拡張期

サンプルボリューム
僧帽弁の先端に位置させる

第三の線
··· 左室圧曲線
··· 左房圧曲線

エコーでは左房-左室圧較差をみている

E波

A波

サンプルボリュームで挟まれた部分の血流速度(縦軸)と時間(横軸)が観測可能

左室弛緩による左室内圧下行と左房圧によって形成

左房の収縮と左室拡張末期圧の関係によって形成

僧帽弁の先端に位置させ（図［コラム］7-1左）、E波とA波を表示させます（図［コラム］7-1右）。このE波とA波の成因については第5章を参照してください。

■肺静脈血流速波形の計測方法とPVAd－Adの算出方法（第5章）

肺静脈血流速波形の計測方法と、PVAd－Adの算出方法について示します。TMFと同様にカラードプラを使用しながら、左房へ肺静脈の血流が流入してくる部位にサンプルボリュームを位置させ（図［コラム］7-2左）、S波・D波・PVF－A波を記録します（図［コラム］7-2右）。本書ではS波とD波については触れません。

▼ パルスドプラ法によるPVAd－Adの計測方法

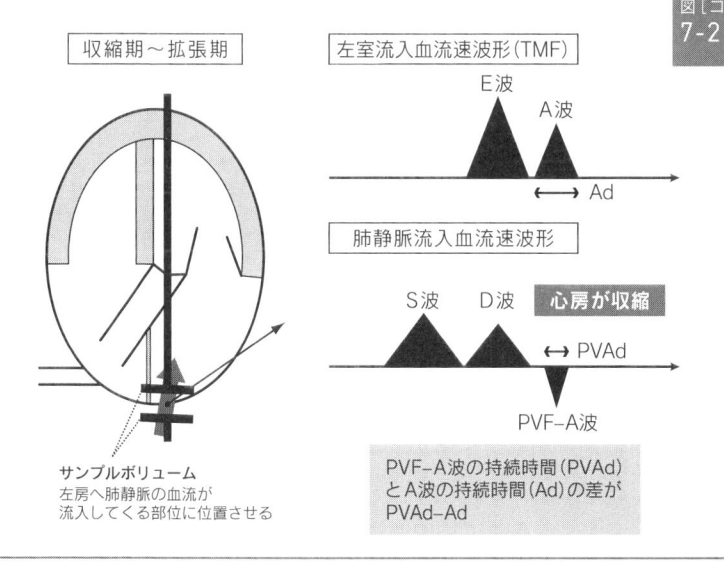

図［コラム］7-2

収縮期〜拡張期

左室流入血流速波形（TMF）

E波
A波
←→ Ad

肺静脈流入血流速波形

S波　D波　**心房が収縮**
←→ PVAd

PVF–A波

サンプルボリューム
左房へ肺静脈の血流が
流入してくる部位に位置させる

PVF–A波の持続時間（PVAd）とA波の持続時間（Ad）の差がPVAd–Ad

肺静脈血流速波形のPVF-A波の持続時間(PVAd)とTMFのA波の持続時間(Ad)を計測し、PVAdからAdを減算したものをPVAd-Adとして算出します。値はms(ミリセカンド)です。図([コラム]7-3)で示すように、肺静脈と左心房の間には弁はないため、健常者の場合でも、左心房が収縮して血液を左心室に送る際に多少は逆流が存在します。ただ、その量は多くなく(図[コラム]7-4)、持続時間(PVAd)は必ずAdよりも短くなります。

図[コラム]7-3

▼ 体・肺循環:血液の流れのループ

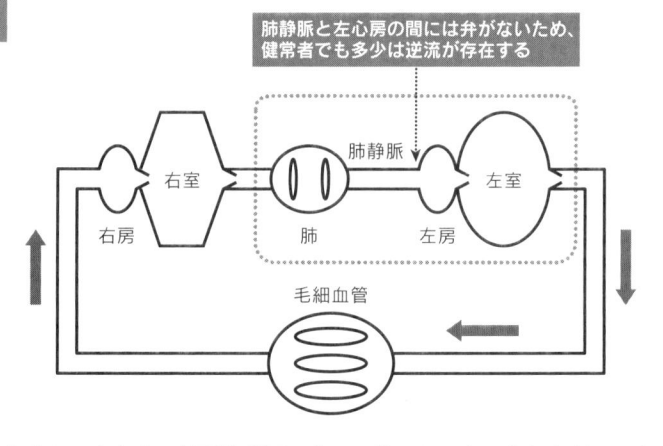

肺静脈と左心房の間には弁がないため、健常者でも多少は逆流が存在する

(右室 / 肺静脈 / 左室 / 右房 / 肺 / 左房 / 毛細血管)

　しかし、左心室の拡張能が悪くなり、様々な理由で左心室が硬くなってしまった場合(図[コラム]7-5では左室の壁を太く書き、硬くなっているように表現しています)、左心房は拡張末期に血液を左心室に押し込もうとしても受け入れ先の左心室が受け入れることができず、肺静脈

へ血流がより多く逆流してしまいます。

このときのPVAd−Adが30ms以上となる場合、左室stiffnessが上昇している(＝左室が硬い)といえる心エコー検査所見となります。

▼ 健常者：左室stiffness上昇(≒LVEDP上昇)がない例

図[コラム]
7-4

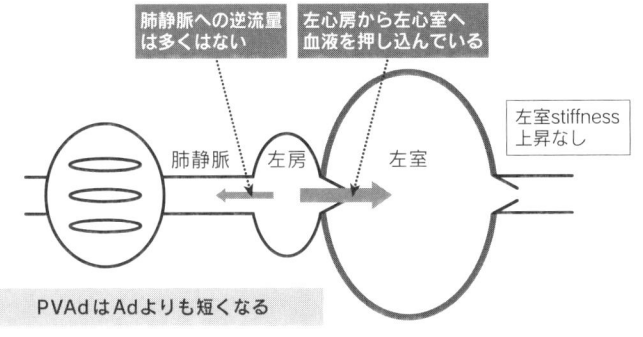

肺静脈への逆流量は多くはない
左心房から左心室へ血液を押し込んでいる

肺静脈　左房　左室

左室stiffness上昇なし

PVAdはAdよりも短くなる

▼ 左室stiffness上昇(≒LVEDP上昇)がみられる例

図[コラム]
7-5

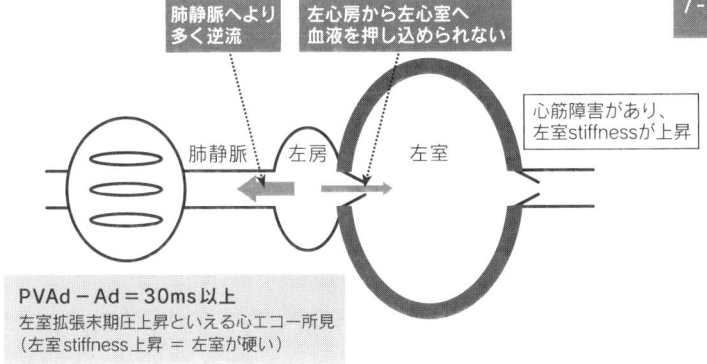

肺静脈へより多く逆流
左心房から左心室へ血液を押し込められない

肺静脈　左房　左室

心筋障害があり、左室stiffnessが上昇

PVAd − Ad = 30ms以上
左室拡張末期圧上昇といえる心エコー所見
(左室stiffness上昇 ＝ 左室が硬い)

column 8

BNP、LVEDP、PCWP、E/e' の関係

　BNP、LVEDP、PCWP、E/e'…この４つで頭が混乱してしまうこともあるかと思います。それぞれの関係を数式で整理しましょう（以下は私見も多く入っています）。

BNP ＝ LVEDP ＋ PCWP

∴ BNP ＝ 拡張末期に左室を内側から押す力 ＋ 左房からやってきた血液が左室を内側から押す力

∴ BNP ＝ 心筋障害の度合い ＋ 肺うっ血の度合い

LVEDP ＝ 左室拡張末期圧 ＝ 左室収縮直前圧 ＝ 心筋の固さ ≒ 心筋障害

PCWP ＝ 肺毛細血管楔入圧 ＝ 平均左房圧（≒左室充満圧）

E/e' ＝ 平均左房圧（≒左室充満圧）

∴ PCWP ＝ E/e'

　PCWPが高ければ、LVEDPは必ず高いです。しかし、
　LVEDPが高くてもPCWPが高いとはいえません。

LVEDP ≠ PCWP …意味合いが違います

BNP ＝ PCWP

BNP ＝ LVEDP ……上の式２つとは矛盾するようですが、BNPの意味を考えれば、PCWPともLVEDPとも関係します

　しかしながら、E/e' ≒ LVEDP（もしくは、時に E/e' ≠ LVEDP）です。

第6章

第四の線:

圧 - 容量曲線

8月末は雷鳴が轟き天気が崩れることが多かったが、それは涼しくなる予兆なのだと正実をはじめ皆知っていた。その予想通り、9月に入ると、秋を感じさせる爽やかな風が時折吹き、心地よい天気が続いていた。

　正実たち研修医は、看護師や検査技師の女性群を誘って、四万十川まで大人数の日帰り旅行に出かけた。多香子や夕美は男性研修医たちのお目当てであり、当然、一緒だ。車3台で四万十川の上流へ向かうことになったものの、正実は多香子とも夕美とも別の車になってしまった。途中、須崎市のショップたけざきで名物のボリュームたっぷりな卵焼きやおにぎりを買い、腹ごしらえすることになったのだが、正実はみんなが心配するほどの勢いで卵焼きを食べていた。やけ食いである…というのは嘘で、多香子と夕美と違う車になったのが寂しかったのは違いないが、それ以上にこんな美味しい卵焼きがあるなんて、とついつい食べ過ぎてしまったのだった。

　四万十川に着いた一行は、沈下橋を見たり、川に入って遊んだりと最後の清流を楽しんだ。その川岸で、水着姿を惜しげもなく晒した多香子と夕美は眩しかった。しかし、まるでエサにたかる魚のように、研修医たちが群がっている。正実は、集団から離れて防水カメラで鮎を撮ろうとしていたが、ふたりのことが気になって、水中にはまったく集中できずにいた。

　とはいっても、大勢で行った日帰り旅行は、正実にとってそれなりに楽しく、明日からの仕事もがんばろうという前向きな気分になっていた。高知市に戻る前に、中村にある店で天然の鮎やアオノリの

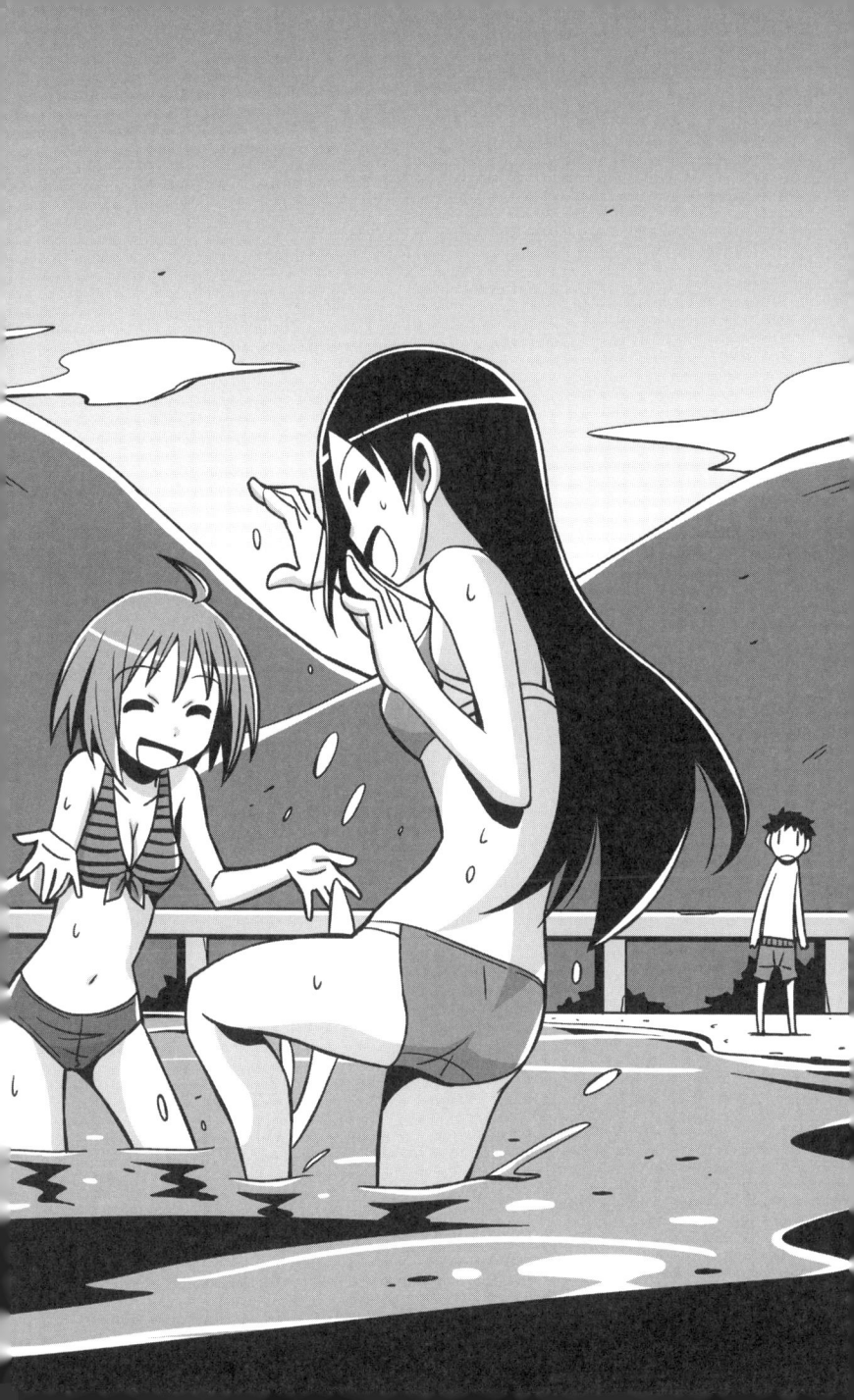

天ぷらで空腹を満たしたことも大きかった。もちろん、四万十川の自然の力もあっただろう。だが、本当のところは、別の力が働いていた。

　四万十川で、多香子にこっそり「今度はふたりで来ようね」と言われていたのだ。いや、それだけではない。解散して官舎へ帰ろうとしたところ、夕美から「あの、今度はこんなチケットがあるんだけど…正実先生が好きかどうはわかんないけど…」と映画のチケットを渡されてもいた。それはまたもや、恋愛ものの映画だった。

　【もしかして、夕美は映画のような恋に憧れているのだろうか。相手役は自分だったりして。だとするとライバルは多香子ちゃんか。つまり、恋愛映画でも推理ができるということか。どっちがいいかなあ。う〜ん、どちらも魅力的】。官舎に着くと、正実は、にやけ顔でメモ帳にそんなことを書き込み、映画のチケットをそのページに挟みこんだ。

＊　＊　＊　＊　＊

6-1

心拍数以外の情報が
ギッシリの曲線

「まったく、優柔不断もいいところだな」

聞こえるか聞こえないかぐらいの小さな声でぼそっとつぶやくと、男は正実に話し始めた。

男「そろそろ、4つある線の最後のひとつ、第四の線を説明するよ。第四の線は、**圧-容量（容積）曲線**だ。この図（図6-1-1）を見てみよう。圧-容量曲線というくらいだから、圧と容量が基本になるんだ。この図は**縦軸に圧、横軸に容量をプロットし、左室（右室）の働きを反時計回りに動いて表す**曲線だよ」

正実「なぜ、このように反時計回転になるの？」

男「それは、図の四角の隅の点A、B、C、Dとそれぞれの線で何が起こっているかを考えると理解できると思うよ（図6-1-2）。まずAで僧帽弁が開き、AからBに向かう線では左室に血液が入ってきていることを示している。次に、Bで僧帽弁が閉まり、BからCに向かう線では左室内の圧が上昇（ICT、第5章参照）していることを示しているんだ。Cでは大動脈弁が開く。そして、CからDに向かう線では左室が血液を駆出していることを示している。Dでは大動脈弁が

閉まって、DからAに向かう線は、左室内が下行(IRT、第5章参照)していくことを示しているんだ。そこからまたA点に戻って僧帽弁が開く、というサイクルを呈しているから、反時計回転に四角をなぞるようになるんだよ」

図6-1-1

▼ 圧-容量曲線

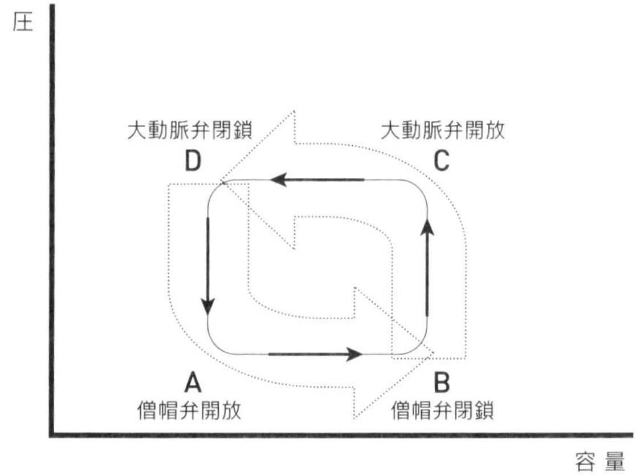

圧

大動脈弁閉鎖　　大動脈弁開放
D　　　　　　　C

A　　　　　　　B
僧帽弁開放　　　僧帽弁閉鎖

容量

図6-1-2

▼ 圧-容量曲線で表される左室(右室)の働き

A	僧帽弁が開く
↓	左室に血液が入ってくる
B	僧帽弁が閉まる
↓	左室内の圧が上昇する
C	大動脈弁が開く
↓	左室が血液を駆出する
D	大動脈弁が閉まる

左室内圧が下行する

6-2

心収縮性直線と後負荷直線と拡張末期圧曲線を
一緒に付ける

正実「この図のよいところはどこなんですか?」

▼ 圧-容量曲線に第一の線の要素を加える

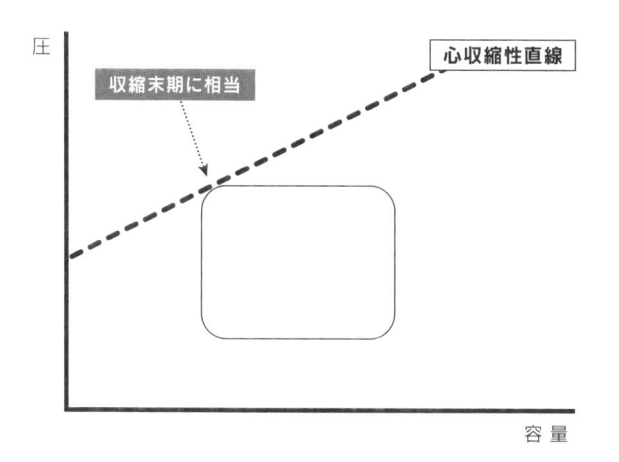

図6-2-1

[図:縦軸「圧」、横軸「容量」。破線で「心収縮性直線」、矩形の左上隅を指して「収縮末期に相当」]

男「それは、第一の線(前負荷と心拍出量の図／第3・4章参照)も第二の線(後負荷と心拍出量の図／第4章参照)も第三の線(第5章参照)のLVEDP、なおかつPCWPの推定もすべて一緒に考えられるところだね。**圧-容量曲線の図に、これまでに教えた3本の線の要素を加える**んだよ。たとえば、第一の線の要素を加えるには、正常の左室収縮性を持つ人の**心収縮性直線**[*1]を付けるんだ(図6-2-1)。

この直線は圧-容量曲線の左上、収縮末期に相当するんだ。弁膜症の手術適応に左室収縮性で大事な項目は、左室収縮末期容量や同じ意味の左室収縮末期径とされている。左室収縮末期の左室の大きさ・容量が左室収縮性と関係しているから、その大事さはわかるよね?」

正実「左室収縮末期容量が大きいと、収縮性が低下しているかもしれないということですか?」

男「そう、その通り! 次に、第二の線の要素を加えるために、**後負荷直線**[2]も付けよう(図6-2-2)。そして、第三の線のときに出てきた左室拡張末期圧が大事という概念を加えるため、さらに正常の拡張末期圧曲線[3]も付けるとこうなる(図6-2-3)。圧-容量曲線の図は、これらの3つの直線・曲線を付けて心機能や病態を考えることが重要なんだよ」

---

[1] 正式には「**収縮末期圧容積関係**」といいますが、本書では簡便にするために心収縮性直線と呼びます。
[2] 正式には「**動脈実行エラスタンス**」といいますが、本書では簡便にするために後負荷直線と呼びます。
[3] 正式には「**拡張末期圧容積関係**」といいますが、本書では簡便にするために拡張末期圧曲線と呼びます。

▼ 圧-容量曲線に第二の線の要素を加える

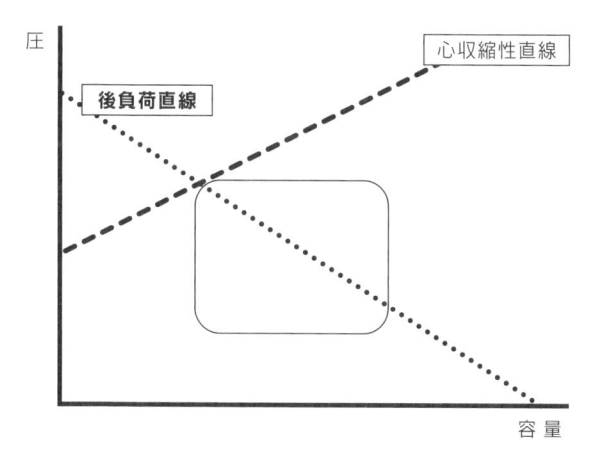

図6-2-2

▼ 圧-容量曲線に第三の線の要素を加える

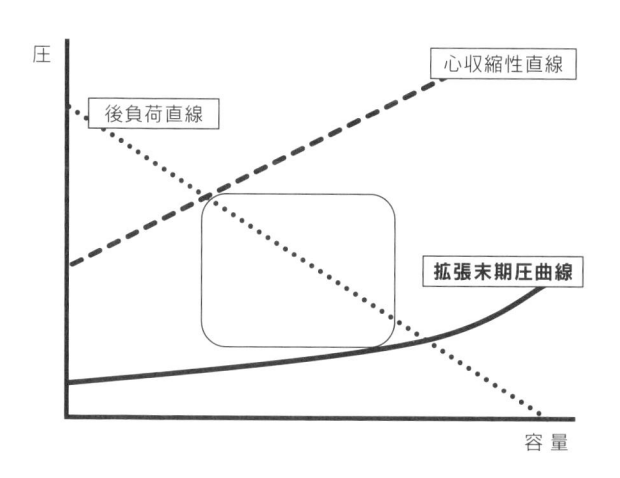

図6-2-3

6-3

心機能が正常の人で
前負荷と後負荷を変化させてみる

正実「たとえば、この図でどんなことがわかるんですか？」

男「そうだね、**EFは（左室拡張末期容量 − 左室収縮末期容量）／左室拡張末期容量×100%** ってのはわかるかな？ 拡張末期容量を80mL、収縮末期容量を32mLとした図を見てみよう（図6-3-1）。この場合、EFは60％＝[（80−32）÷80×100]になる。これで、心臓の収縮性とEFが相関はするけど、まったく別物であることが理解してもらえるといいね」

正実「たしかに…心収縮性やその他の結果で、EFが計算できるということですね」

男「じゃあ、まず前負荷だけを増加させてみるとどうなるかを見てみよう。一回拍出量が増加し（前負荷を増やすと心拍出量が増えるということに相当）、わずかにLVEDPが上がっていってるよね（図6-3-2）。

　これは、実は第一の線の前負荷と心拍出量の線を表現しているのと同じことだよね。左室の容量が増加して、第一の線の図で置き換えてこの変化を表現すると、点Aから点Bに移動したようになるんだ（図6-3-3）」

▼ EFを計算する

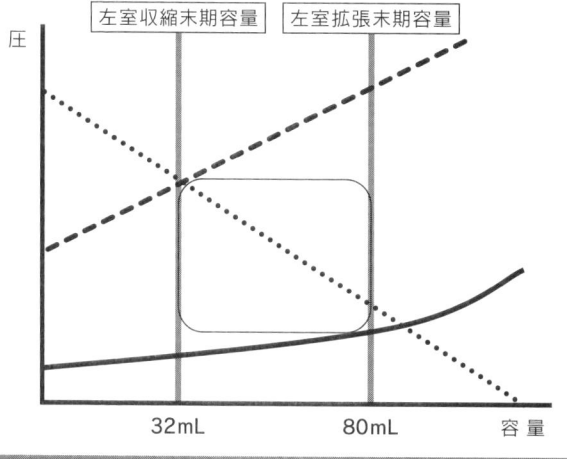

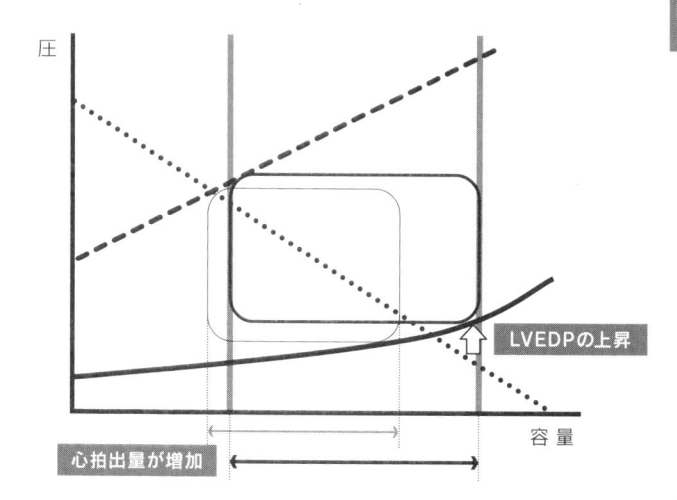

図6-3-1

| 左室収縮末期容量 | 左室拡張末期容量 |

32mL　　　　　80mL

EF (%) = (80 − 32) ÷ 80 × 100 = 60%

▼ 前負荷だけを増加させてみる

図6-3-2

LVEDPの上昇

心拍出量が増加

▼ 第一の線の図で表すと…

図6-3-3

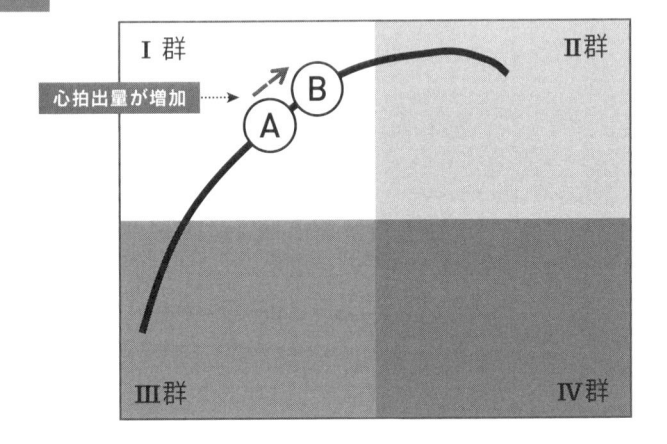

```
I群                    II群
心拍出量が増加  A B
                       
III群                   IV群
```

正実「第一の線の図と対比させると、わかりやすいですね」

男「次に、正常の人でも前負荷をものすごく大量にかけるときを想像して、この4本目の図で考えてみよう（図6-3-4）。もし18mmHg以上で肺うっ血をきたすと仮定すると、この図のA点の18mmHg以上の容量の部分がうっ血の量となる。前負荷の図だと、点Aから点Cに移動することになるね。肺うっ血をきたしているのがよくわかるよね？（図6-3-5）」

正実「はい、わかります」

▼ 前負荷をかなり増加させてみる

図6-3-4

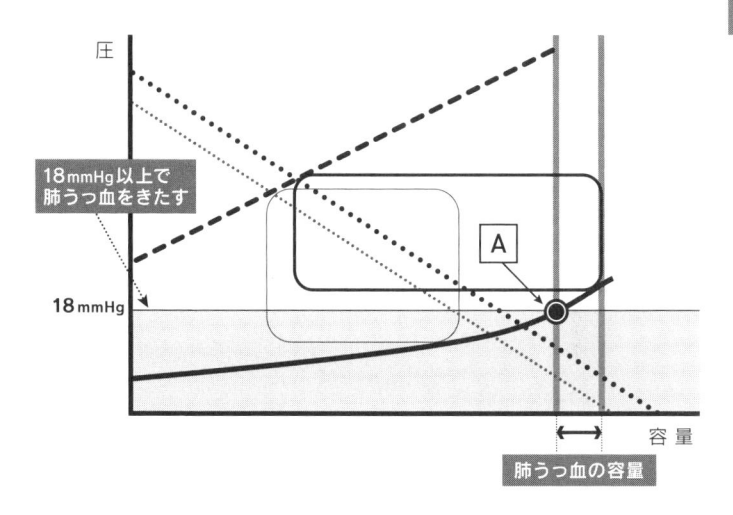

圧

18mmHg以上で
肺うっ血をきたす

18 mmHg

A

容量

肺うっ血の容量

▼ 第一の線の図で表すと…

図6-3-5

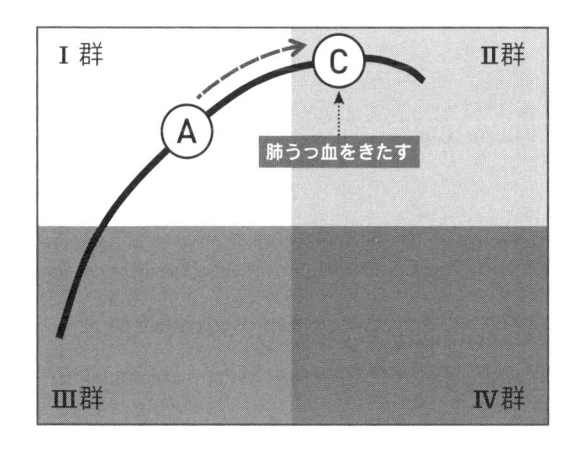

I群　　　　　　　　　　　II群

A　　　C

肺うっ血をきたす

III群　　　　　　　　　　IV群

▼ 後負荷だけを増加させてみる

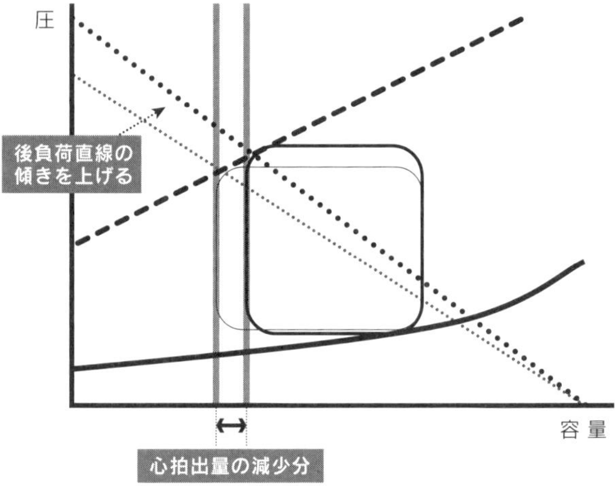

図6-3-6

後負荷直線の傾きを上げる

心拍出量の減少分

圧 / 容量

▼ 第二の線の図で表すと…

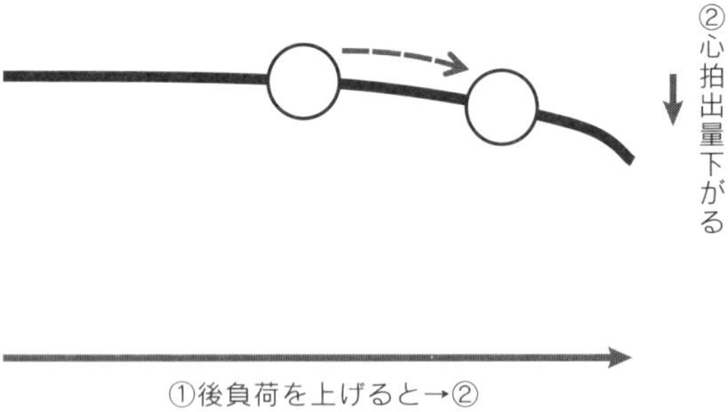

図6-3-7

①後負荷を上げると→②

②心拍出量下がる

男「じゃあ、次は後負荷だけを増大させてみるね。具体的には、後負荷直線の傾きを上げるということになる。縦軸が後負荷だね。そうすると、一回拍出量が低下する（**図**6-3-6）。これは第二の線の図で後負荷を増やすと心拍出量が減少することに相当するわけだね（**図6-3-7**）」

正実「ここでも、違う線の図が出てきましたね。たしかに第四の線の図が、これまでの３つの線の内容を含んでいるってのはわかってきました」

6-4

心機能がかなり悪い人で
前負荷と後負荷を変化させてみる

男「次は、実際の疾患で考えてみよう。イメージしやすいように『15年前に前下行枝の心筋梗塞をした、レントゲンで心胸郭比（CTR：cardiothoracic ratio）＝60％、EF＝30％の人』とするね。これは、以前勉強した5パターンのグループ（図5-3-4参照）に分けると、年齢より左室の弛緩障害が強い人と左室が硬くなった人の中間にあたる。TMFではE＜Aパターンを呈する人とするよ」

正実「左室の弛緩がかなり悪くなっていて、左房圧は上昇しているかもしれないけど、肺うっ血を起こすまでではないという程度の状態ですね。このように5パターンのグループの中間の状態はけっこうあるんですか？」

男「そうなんだ。きっちり5グループに分けるのはなかなか難しいんだよ。弛緩障害が強く、左室の線維化が進んでいる人では、多少なりとも左室は正常と比べて必ず硬くなっているだろうしね。もう一度言うと、ここで述べる症例は、心収縮性は心筋の線維化などで低下しており、弛緩能ももちろん低下していて[*1]、血行動態の悪化に対する代償作用で心拍出量を増やそうと前負荷が増大している人だね。ちなみに人間はピンチになると中枢側に水分を集めようとする。これ

をcentral volume shiftというんだ。後負荷は、血行動態の悪さなどから、交感神経の興奮などで増大していると思われる。そして、左室は心筋の線維化によって硬くなっている。すると、こんな図になるんだ(図6-4-1)」

▼ 実際の疾患で考えてみる(心機能低下、前負荷・後負荷増大)

図6-4-1

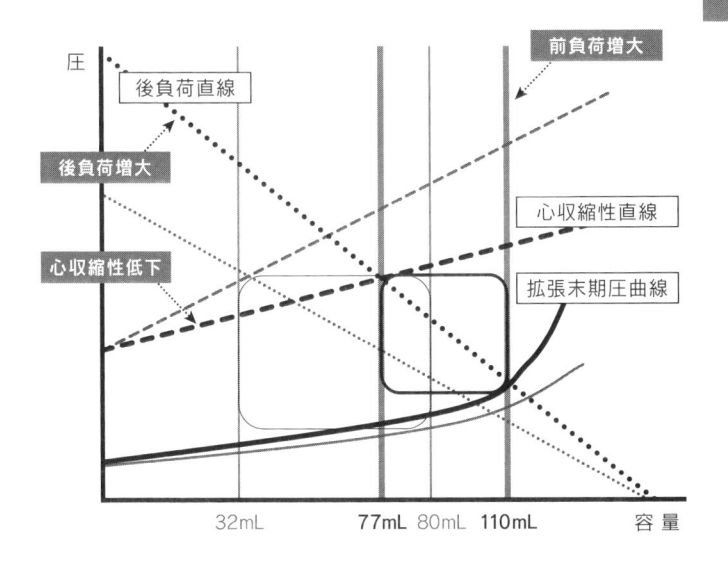

[図: 圧-容量曲線。後負荷直線、後負荷増大、心収縮性低下、前負荷増大、心収縮性直線、拡張末期圧曲線。横軸に32mL、77mL、80mL、110mL]

正実「この右のほうの四角が今回想像している症例ですか?」

---

*1 収縮能と拡張能は同時に低下するので、収縮能が悪い人は拡張能も低下しています。

男「そうだね。この図でわかるように、一回拍出量が非常に少なく、EFも(110mL－77mL)÷110mL×100＝30%と非常に低下している。また、LVEDPも左室が硬い分高くなっているし、拡張末期曲線の傾きから、LVEDPがわずかな容量の増加で容易に高くなりやすいことがわかるよね。心拍数を考えなければ、健常高齢者の人をAとして、今回想像している症例の人をBとすると、この二者の第一の線の図はこんな感じになるよ(**図6-4-2**)」

▼ 第一の線の図で表すと…

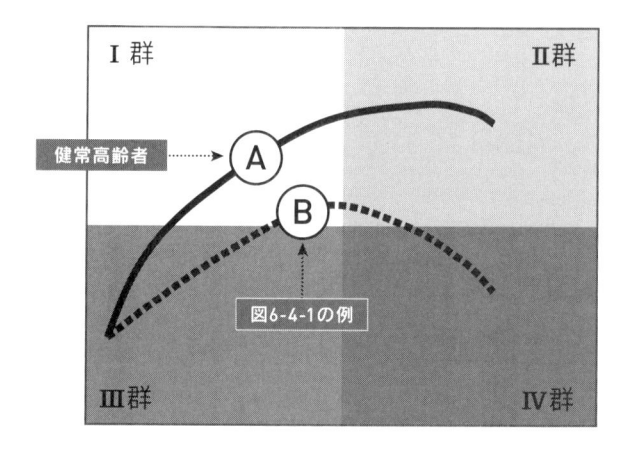

図6-4-2

- I群
- II群
- 健常高齢者 → Ⓐ
- Ⓑ
- 図6-4-1の例
- III群
- IV群

正実「このA、Bの点は、二者が普段生活しているだろうと思われる点ですね？」

男「そうだね。その人がどの辺にいるかを曲線上の点で考えればいいね。ここで第三の線の図、とくに拡張期に目を向けた左室圧と左房圧の線の図と、そこから得られるTMFとの関係は、こんな感じになるよ（**図6-4-3**）。LVEDPはBの方が高いけど、左房圧（PCWP）はBがAに比べて、ほぼ同じか少し高め。TMFのパターンはどちらもE＜Aパターンだけど、Bの方がE波がより低く、A波がより高くなっているね（第5章：5-3参照）」

▼ 第三の線の図で表すと…

図6-4-3

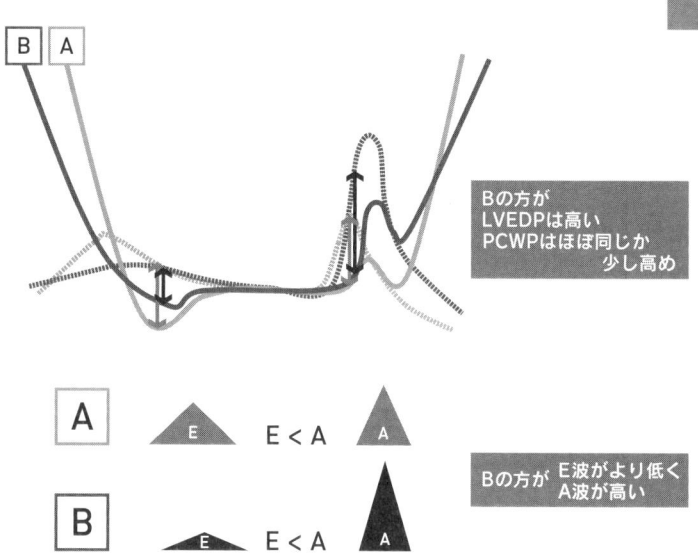

Bの方が
LVEDPは高い
PCWPはほぼ同じか
　　　　少し高め

Bの方が E波がより低く
　　　　A波が高い

6-5

心機能がかなり悪い人の
前負荷が増えて肺うっ血になった場合

正実「こういう人(**図6-4-1**の右側の四角、**図6-4-2**のBの人参照)が、現時点では心不全を起こしていないとして、心不全、特に肺うっ血を起こした場合は、この第四の線の図だとどう表現するんですか?」

男「たとえば、過労・感冒や肺炎・手術などの侵襲による交感神経興奮でcentral volume shiftが起こって、細静脈が収縮し[*1]、前負荷が増大した場合や、単純に塩分過量摂取で前負荷が増大してしまった場合、この図のようになる(**図6-5-1**)。肺うっ血が起こるラインを18mmHgとすると、AからBの範囲がうっ血の量と表現されることになるね」

正実「これを、第一の線の図で表すとどうなりますか?」

男「**図6-5-2**のA点→B点に移動したと表現できるね。さらに、3本目の左室圧曲線−左房圧曲線で表現すると、今度は**図6-5-3**のようになる。左房圧が全体に高くなっているのがわかるよね。心エコー

---

*1 実は毛細血管の直前の細動脈や毛細血管も収縮して後負荷も増大しています。

▼ 実際の疾患で考えてみる（心機能低下、前負荷増大、肺うっ血）

図 6-5-1

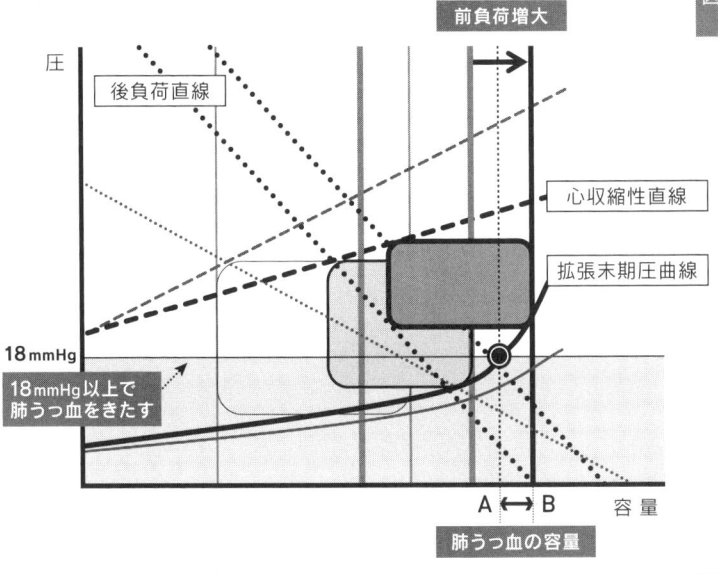

前負荷増大

圧

後負荷直線

心収縮性直線

拡張末期圧曲線

18 mmHg

18 mmHg以上で肺うっ血をきたす

A ↔ B　容量

肺うっ血の容量

▼ 第一の線の図で表すと…

図 6-5-2

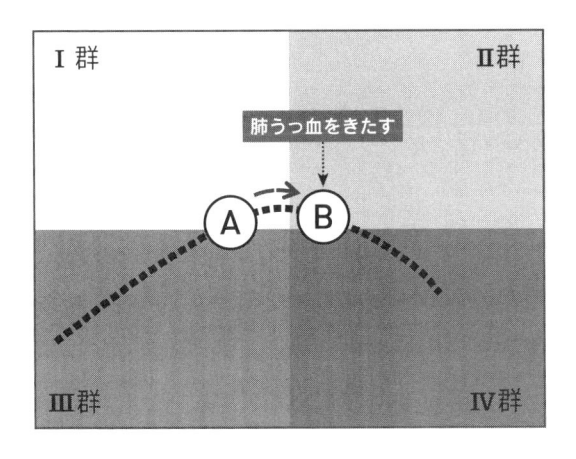

Ⅰ群　　　　　　　　　　　　　　Ⅱ群

肺うっ血をきたす

Ⓐ　Ⓑ

Ⅲ群　　　　　　　　　　　　　　Ⅳ群

6 - 5

は圧較差を見ているので、E波は上がり、拡張末期には左室の容量はいっぱいいっぱいになっていて、A波で押し込もうとしてもあまり入らないためE＞Aパターンとなる。これが前にも言った偽正常化パターンだね（図5-3-9、5-3-10参照）。実際には心時相の変化もあるから、この図できれいに表現することはできていないけど、IRTの短縮なども観察されるんだ。でも、それは単純に考えるために省くね」

▼ 第三の線の図で表すと…

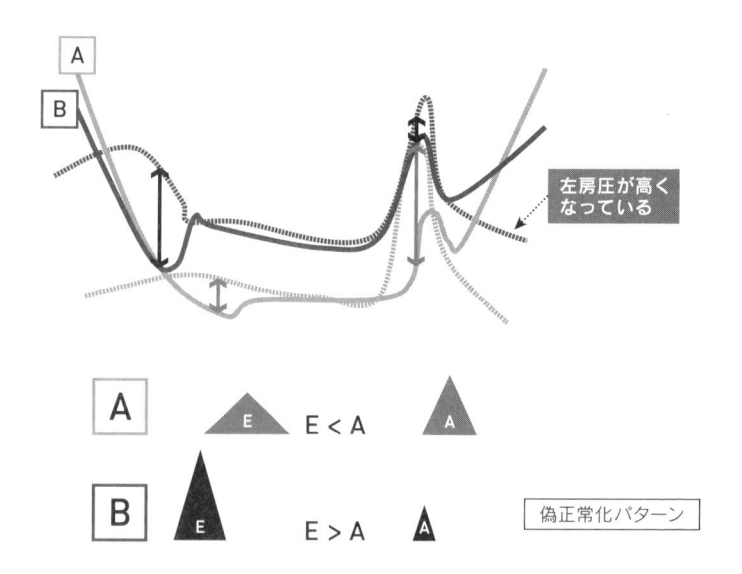

図6-5-3

左房圧が高くなっている

| A | E < A | 偽正常化パターン |
| B | E > A | |

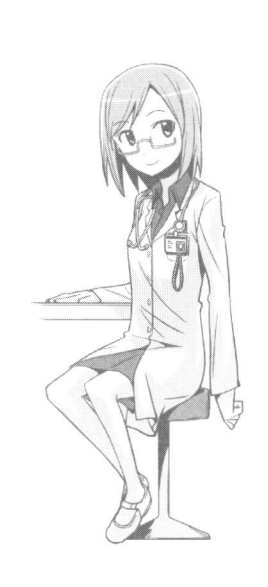

6-6

圧-容量曲線の図で表す
肥大型心筋症（HCM）

正実「肥大型心筋症（HCM）などはこの線でどう表現されるんですか？」

男「HCMにもいろんなケースがあるので一概には言えないとは思うけど、ここでは、収縮性は正常とあまり変わらず、求心性に左室は肥大（左室内容量は減少）、心筋特性は非常に硬くなっている、流出路狭窄はない、とするね。すると、復習になるけど正常な人の線が**図6-6-1**だとすれば、HCMの方の線は**図6-6-2**のようになるんだ。

　この図では、心収縮性直線の傾きは変わらないけど、拡張末期曲線はちょっとした容量の増大で圧が上がって、stiffnessが高い。言い換えればコンプライアンスが低い。これは、ΔP（pressure）/ΔV（volume）が高い、ひとことで言うと左室が硬いことが線で表現されている。

　後負荷直線の傾きが最初の図（**図6-6-1**参照）と同じだと仮定した場合、求心性肥大で左室容量が低下しているため、拡張末期容量と収縮末期容量がそれぞれ50mL、20mLとすると、EF＝60％となって、EFだけを見ると正常の場合と変わらないことになってしまうんだ（**図6-6-2**参照）」

▼ 正常の人の圧 - 容量曲線

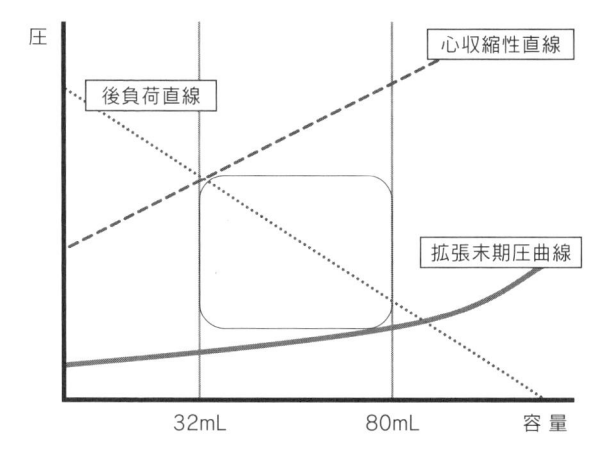

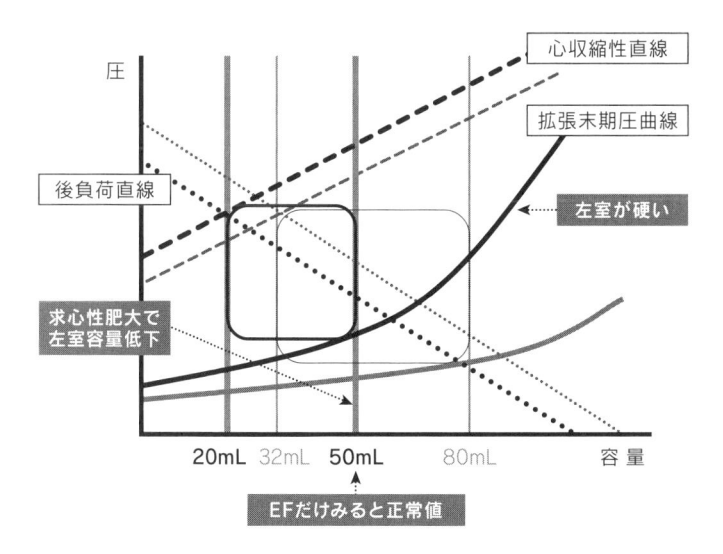

図6-6-1

圧 / 心収縮性直線 / 後負荷直線 / 拡張末期圧曲線 / 32mL / 80mL / 容量

▼ 肥大型心筋症（HCM）の例

図6-6-2

圧 / 心収縮性直線 / 拡張末期圧曲線 / 後負荷直線 / **左室が硬い** / **求心性肥大で左室容量低下** / 20mL / 32mL / 50mL / 80mL / 容量 / **EFだけみると正常値**

正実「これは第一の線の図で表すとどうなるのですか?」

男「以前、EFが正常で年齢相応の左室拡張能障害がある例などよりは、第一の線で表現するときは傾きが小であり、I群でいられる範囲が狭いと勉強したよね(図3-3-3参照)。肥大型心筋症もその肥大の程度にもよるけど、これと同じことが言える。EFが正常で拡張能障害がない例や、EFが正常で年齢相応の左室拡張能障害がある例などよりは、傾きが小になるんだ。さらに傾きが小でI群にいられる範囲が狭いかどうかは、HCMの拡張能障害の程度によるから厳密には言えないけど、だいたい図6-6-3のような感じになるね。EFは保たれていても、拡張能は低下しているから、このようになるんだ」

図6-6-3

▼ 第一の線の図で表すと…

拡張能障害があると傾きは小になる

I群 / II群
EF=60%
EF=60%だが拡張能障害あり
EF=60%で肥大型心筋症
EF=45%
EF=30%
III群 / IV群

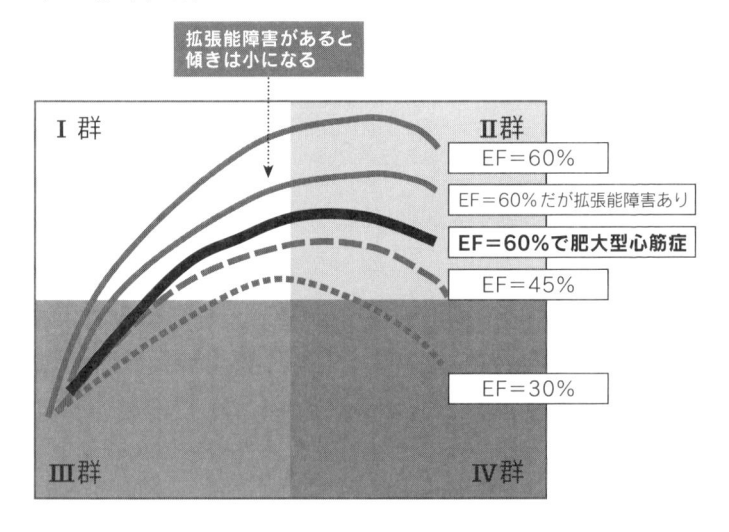

正実「第二の線だと、どのように表現されますか？」

男「これもHCMの肥大の程度、拡張症の程度、収縮性まで低下しているかどうかなどに相当左右されるけど、第二の線を正常、軽度〜中等度の心機能障害、高度の心機能障害の3本と仮定すると、軽度〜中等度の心機能障害と同じか、それよりも少し後負荷には弱い、つまりより高い後負荷で心拍出量が減少する線になるね（図6-6-4）」

正実「第三の線だと、どう表現できますか？」

▼ 第二の線の図で表すと…

図6-6-4

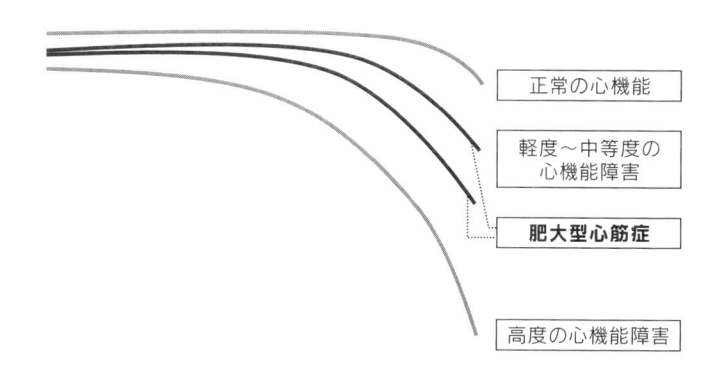

- 正常の心機能
- 軽度〜中等度の心機能障害
- **肥大型心筋症**
- 高度の心機能障害

図6-6-5

▼ 第三の線の図で表すと…

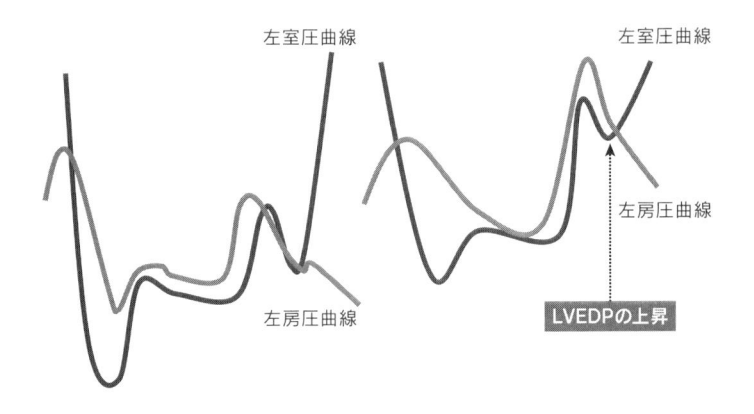

左室圧曲線／左房圧曲線／左室圧曲線／左房圧曲線／LVEDPの上昇

男「3本目の左室圧−左房圧曲線では、ケース・バイ・ケースで一概には表せないと言ったらおしまいなんだけど、とりあえずLVEDPは高いということになるね（図6-6-5）。左室の硬さの程度にもよるんだろうけど、左房圧を上げなくてもいいくらいならTMFはE＜Aパターンになる。それに対して、左房圧を上げて押し込まないと末梢の組織が欲しがるだけの血流量を左室が確保できない場合は、TMFはE＞Aパターンになるだろうね。また、こういった心臓は、後負荷直線の傾きを急峻にすると、正常の左室拡張末期曲線を持っている人と比べて一回拍出量が減ってしまう。そのことから、後負荷の増大にも弱いことがわかるね。

ちなみに、一回拍出量が減り、末梢の需要に対して、まずは前負荷

を増やし（心筋酸素需要を増やさない）、それでも心拍出量が足りないとする。その場合、心拍数を増やしたり心収縮性を増大したりして代償しようとするので、心筋酸素需要も多くなってしまうんだ」

6-7

圧-容量曲線の図で表す
高度僧帽弁閉鎖不全症（MR）

正実「弁膜症はこの線で表現できますか？」

男「そうだね、重症のMRを例にしてみよう。**高度逆流（重症の弁逆流）**という定義は『**逆流量が心拍出量と同じかそれ以上**』なんだ。つまり、左室に入って来た血流量の半分以上が左房に戻ってしまう状態だね。後負荷は左室収縮期末期に左室にかかる圧なので、これがたとえば100mmHgくらいとしよう。対して左房は非常に低圧で10mmHgくらいだとするね。高度MRでは、左室からすると非常に後負荷が低くなっている状態といえる。すると、重症慢性MRで代償期では、後負荷直線は非常に傾きが低下して、圧-容量曲線の図ではこのようになるんだ（図6-7-1）。

　後負荷が非常に低いことから（抵抗がないことから）見かけ上、一回拍出量は増えて見えるけど（横幅が長く見える）、半分は左房に逆流している。この図での表現は弁逆流の重症度をわかりやすくするための私見なんだけど、実際の一回拍出量は図の横幅Bの部分だけということになるんだ。また、末梢の組織が欲しがる分を供給するために左室（拡張末期容量）は代償性に拡大してしまう。なぜなら横幅Aのうち、横幅Bは末梢に送り出せるけど、横幅Cは左房に戻ってしまうからだね。そして縦線Dが100mLで縦線Eが25mLとする

▼ 高度僧帽弁閉鎖不全症（MR）の例

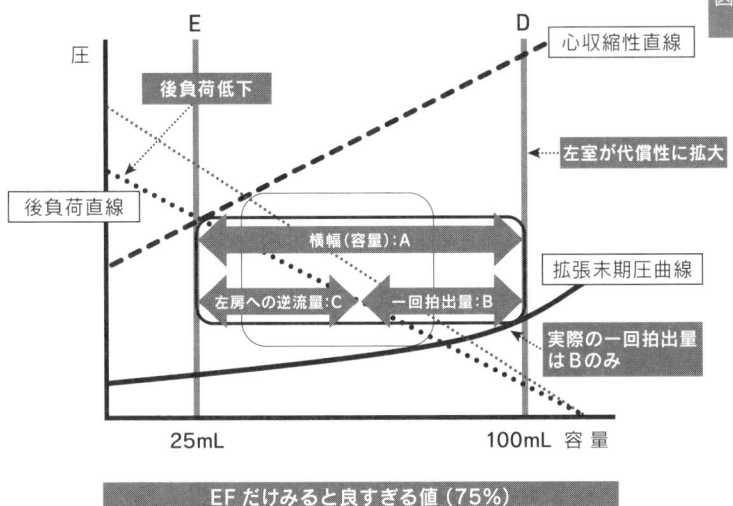

図6-7-1

図中ラベル：
- 圧
- E
- D
- 心収縮性直線
- 後負荷低下
- 左室が代償性に拡大
- 後負荷直線
- 横幅（容量）：A
- 拡張末期圧曲線
- 左房への逆流量：C
- 一回拍出量：B
- 実際の一回拍出量はBのみ
- 25mL
- 100mL　容量

EFだけみると良すぎる値（75％）

と、EFは驚きの75％という非常に『良すぎる』値を取るわけだね」

正実「他にもEFが見かけ上良くなる疾患って何かあるんですか？」

男「EFが良くなりすぎるタイプには、まず、**負荷試験による強心薬の投与や甲状腺機能亢進症、感染症や貧血によって心収縮性の傾きが良くなるタイプ**がある。それと、**収縮性低下がまだきていない高度MRや、脚気心などで、後負荷が低下することに起因するタイプ**だね」

図6-7-2

▼ 重症MR症例が徐々に悪くなっていくケース

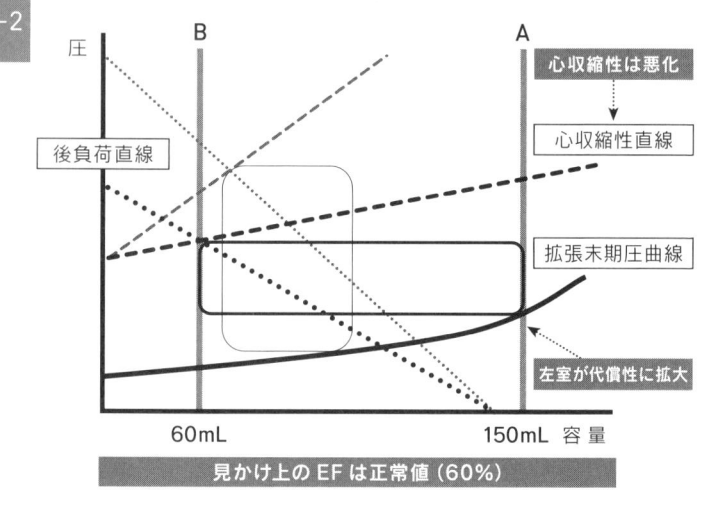

圧 / 容量

B: 60mL　A: 150mL

- 後負荷直線
- 心収縮性直線
- 拡張末期圧曲線
- **心収縮性は悪化**
- **左室が代償性に拡大**

見かけ上のEFは正常値（60%）

図6-7-3

▼ 重症MR症例の術後

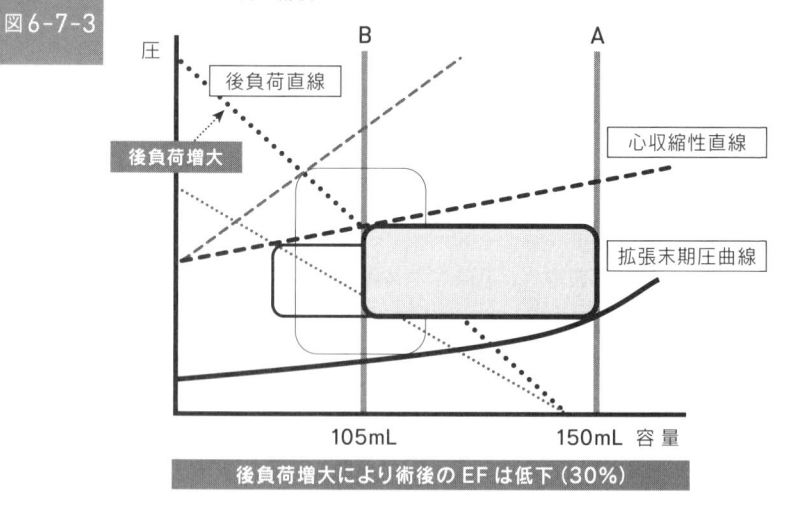

圧 / 容量

B: 105mL　A: 150mL

- 後負荷直線
- **後負荷増大**
- 心収縮性直線
- 拡張末期圧曲線

後負荷増大により術後のEFは低下（30%）

正実「2タイプあるんですね」

男「そう。次に、重症のMR症例が、徐々に悪くなっていくケースを紹介するよ。図6-7-2を見てみよう。左室はさらに代償作用で大きくなり、収縮末期容量は増大していく。すると、図の縦線Aが150mLで、縦線Bが60mLとした場合、EF＝60％とEFは見かけ上は正常なのだけど、心筋障害は進んでおり、心収縮性が悪くなるため、心収縮性直線の傾きが低下している。

　この時点で手術をしたら、手術で後負荷が上昇する[*1]ため、後負荷低下による見せかけのEF増大はなくなり、後負荷増大により術後のEFが30％になってしまうこともあるんだ（図6-7-3）。この図では縦線Aが150mL、縦線Bが105mLとすると、計算でEFは30％になるよね。つまり、手術前の心筋障害の状態は、MRがなければこのような状態であったということだね。それで、手術時期が遅れないようにするため、ガイドラインでは早期の手術を、手術適応にEFや収縮性を表している収縮末期径を重要視しているんだね」

＊1　血流が左房へ逃げられないため。

第6章

◆ 第四の線は、左室の圧-容量曲線

1) 一心拍を、四角の線上を反時計回りに動いて表す曲線

2) 四角の線の左上隅に心収縮性直線と後負荷直線が、

　　　　　　　　　右下隅に拡張末期圧曲線が接する

3) 第四の線は今まで習った、

　　心収縮性、後負荷、左室 stiffness が同時に表現されている

↓　↓　↓

第四の線の内容を、第一から第三の線で

表現できるようになれば理解が深まる

高知の料理はなんでもウマイ。
多香子ちゃんと夕美さん、2人からのお誘いがあった！
嬉しいけど…迷う。でも、どっちも断る理由はない！

column 9

急性心筋梗塞（AMI）に対する臨み方・心構え

　多くの教科書には書かれていませんが、ここで記しておきたい大事なことがあります。それは、術者の技量と経験や、術者の責任と緊急カテを行っている状況によって、目指すゴールが異なってくるということです。

　AMIの緊急PCIを任されたばかりの術者が、少ない経験のコメディカルと夜間に行う緊急PCIと、百戦錬磨の術者が多くのレジデントやコメディカルに囲まれた万全の体制で行う場合では、明らかに目指すゴールが異なります。また、症例が集まり、術者である医師が多くいて、心臓外科のバックアップがある有名施設と、その地域で唯一の病院で循環器医は内科も外科も自分一人しかいないという施設でも、やはり変わってくるはずです。

　さらに、ゴールに至る過程にも言及せざるを得ません。Strategy全般のことですが、簡単なところでいえば大腿動脈、femoral artery（FA）approachと、橈骨動脈、radial artery（RA）approachのどちらを選ぶかがあります。手技時間や造影剤量、トータルのコストに大きな差がないときに初めて RA approachにメリットがあるわけです。いくらRAで開始しても、穿刺に時間を要し、手技時間が延び、合併症対策に難渋し、場合によっては結局FAの穿刺に移行したり、大動脈内バルーンパンピング（IABP）を要したりということがあるのなら、RA approachの優位性はありません。したがって、AMIの

approachはFAが原則です。RA approachで始めるのは、そのメリットを患者が享受できるだろうと思われるときのみです。

　要するに、自分の力量や施設のことなどを客観的に判断する必要があり、患者さんにとって最良の結果となるところを目指すべきだということです。具体的には、AMIの緊急PCIのゴールは、技術の優れた術者が完璧なPCIをした場合と差がないところに設定することが重要です。

①とりあえず急性期再灌流を得る → 残存狭窄90%だろうが、翌日、翌々日までは差が出ない

②急性再閉塞(acute reclosure)、
　亜急性期再閉塞(SAT: subacute thrombosis) → 入院中は差が出ない
　を起こさない仕上がりにする

③再狭窄しにくい仕上がりにする → 退院後数ヵ月は差が出ない

　AMIのときに、責任病変から分岐する側枝をどうするのかということや、責任病変以外に高度狭窄があった場合に、そういった病変に手を出すことについては、その手技を追加するメリットとデメリットを天秤にかけて決定する必要があります。Stent jailとなって90%となりながらもdelayなく流れている対角枝に手を出し、結局トータルにしたら、意味がないどころか、手を出さないほうがよい結果となってしまいます。

「こんなことして痛い目にあったよ」なんていう医師の発言を耳にしたことがありますが、痛い目にあっているのは患者さんであり、そのようなときにまるで病変、患者が悪かったような考えをする人は、まずPCIをすべきではないと考えています。させるべきではないともいえます。

　自分の横に自分より経験が多い術者がいる場合は、さっさと交代することが最も患者さんのためになります。それを傍らから見てよく勉強し、自分の経験にすればよいのです。余談ですが、自分よりも経験豊富な術者が困っているときほど勉強になるものはありません。数年後は、自分がその立場にいるわけですから。どのような決断をして、どのような方法をとり、どのような結果になるのか、その場で自分ができることをしつつ、見届けるようにしましょう。皆で知恵を出し合ってその場を切り抜けるような経験をどれだけしているか。これは、とても大事なことです。

第7章

心不全には必ず原因がある

優柔不断な性格が災いして、正実は多香子とも夕美ともどっちつかずな立場のままで季節は巡っていった。そんな関係は、高知に来て丸1年が経っても変わることはなかった。その頃には、もう一人、病院でよく話す女性の仕事仲間が増えていた。この4月から病院にやってきた後輩研修医の小春だ。お嬢さん育ちの小柄な彼女は京都出身だが、祖父がいる縁で高知にやってきたのだ。小春は眼鏡が似合うキレイ系の整った小顔が特徴で、多香子や夕美に負けじと男性陣の人気を博していた。知的でユーモアセンスも持ち合わせており、どこか小悪魔的なところもある。そして、彼女もまた、よく正実を捕まえては質問攻めにしていた。多香子や夕美から「ちょっと時間はかかるけど、何でも答えてくれる」と吹き込まれていたようなのだ。

　ただ、正実ももう2年目。これまでと違って、覚えた知識を総動員して、質問には極力その場で答えるようにしていた。しかし、小春の困ったところは、プライベートな質問も遠慮なくしてくることだった。

　「先生の恋のメルクマールはどうなってるんですか？　多香子さんと夕美さん、どっちが好きなんですか？」といった具合だ。

　何も返せずに困り果てた表情の正実に追い打ちをかけるように、「その答えは時間がないからまた今度ですかね～。ウフフ」と小春は笑みを浮かべる。しかし、正実が少しムッとしてしまったのを小春は見て慌てて話を続けた。「いや、本当は聞きたいことがもうひとつあるんです。心不全の患者さんが入院したら、カンファレンスで

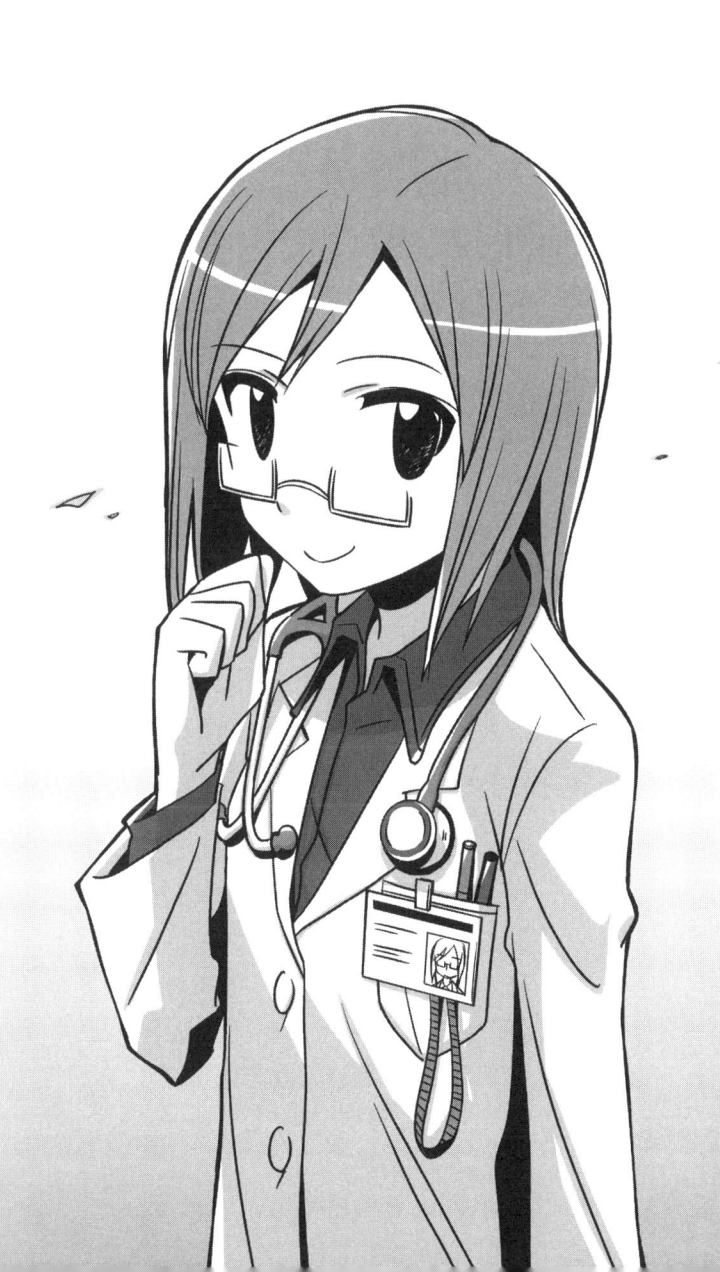

何が原因かって聞かれるんですよね。実際に心不全が起こってるわけだから、心不全です、ってだけじゃ駄目なんですか？」

　それは正実にとって、最初の質問と同じく、即答できるものではなかった。「それは今度、時間があるときに説明するよ。あ、最初の質問は説明しないけどね」。そう告げると、「どっちも知りたいな〜」と言い残して、小春は去っていった。

　【恋のメルクマール、恋のメルクマール。そういえば、小春ちゃんも少し気になるぞ】と思わず正実はメモ帳に書き込んだ。出会って間もないにもかかわらず、ぐいぐい話しかけてくる小春のことも、気になりつつあったのだった。だが、すぐに仕事のことを思い出した。心不全についての質問は、実は正実も気になっていたことだったからだ。

＊　＊　＊　＊　＊

7-1

まずは基礎疾患が何なのか

男「正実くんよ、恋もいいけどさ…心不全になってしまった原因を特定するとこは非常に大事だよ。なぜなら、原因を突き止めると、再発防止につながるからね。心不全になって、良くなったから退院したというだけじゃ、また繰り返す可能性が高くなるよね。原因特定は、退院するときの生活指導にも、治療薬にも関係してくるんだ。たとえば、治療薬は、高血圧が原因だったら降圧薬を増量するとかだね。

もちろん、原因に関わらず、何度も心不全の入退院を繰り返している人は持続的気道陽圧法（CPAP:continuous positive airway pressure）を導入するとか、β遮断薬を増量するとかも考えるんだけどね。

原因特定に話を戻すと、**まずは、基礎疾患が何なのか考える**んだ。たとえば、もともと年齢に比して強い拡張障害がある、DCM、mildly DCM（心拡大が著明でない拡張型心筋症）、HCM、心サルコイドーシス、陳旧性心筋梗塞（OMI:old myocardial infarction）、心筋炎の既往による心筋障害、徐脈性心疾患、頻脈誘因性心筋症、老衰による心機能低下など説明のつかない心機能低下、僧帽弁狭窄症（MS:mitral stenosis）などだよ。正常の心臓では滅多なことでは心不全にならない（次のページにあげる誘因にもよるけど、日常診療の範囲では正常の心臓、心機能の人が心不全を発症する確率は、もちろんAMIや急性心筋炎などの発症を除くと相当低い）。だから、まずは基礎疾患を考えるんだ」

7-2

誘因は何なのか

正実「基礎疾患がわかったら、次は何を考えるんですか?」

男「心不全っていうのは、**基礎疾患があり、それに対して何か誘因（トリガー）があって発症する**ものなんだ。たとえば、塩分過量摂取や過労、高齢者では肺炎（感冒も同様）を起こして同時に心不全を発症するのはよくあることだね。その理屈は、感染症による交感神経興奮→脈拍増加、心筋酸素消費量増加、細動静脈収縮による後負荷・前負荷の増大、体液が貯留する方向への生体の反応などだよ。ちなみに、細胞に酸素を送り込んでいるのは毛細血管だけど、送り込む圧力は細動脈の圧力なんだ。また、心不全は、疾患の発症・進行そのものが原因になることもあるよ。AMIやたこつぼ心筋障害の発症による壁運動異常、感染性心内膜炎の発症による弁逆流、AS・大動脈弁閉鎖不全症（AR：aortic regurgitation）・MR・MSの進行などがそれに該当するかな」

正実「この誘因を突き止めることも治療に大事なんですか?」

男「そういうことだね。**誘因を同定することは非常に重要で、再発予防のための生活指導もしやすくなるし、薬剤の決定にも有用**だよね。

たとえば、寒さによる血圧上昇がもたらした後負荷増大が原因の心不全なら、降圧薬をしっかり投与するといった具合だよ。あと、君の場合は、優柔不断な君という基礎疾患があって、3人の美女が誘因となり、大きな事件が発症しそうな気がするな。治療法は…君自身が考えるんだ。まあ、これは推理というか予想というか予言というか…とにかく、今回はここまでだよ」

＊　　＊　　＊　　＊　　＊

　説明し終わると、男は時計に目をやり、「そういえば、4つの線のことを考え出したのは、この年だったな」と呟いた。

　循環器内科の医師である男は、この街に来て11回目の春を迎えていた。明後日、新しい研修医が病院にやってくる。そのために、この数日間、研修医だったころの自分を新しい研修医に見立てて、指導のイメージトレーニングをしていたのだ。窓を開けると、どうやらさっきまで雨が降っていたようだ。

　「ええっと、この場合は、雨が降りゆう、じゃなくて雨が降っちゅう？ いや、降っちょう？ ああ、なんだっけ。やっぱり土佐弁は難しい。『ぜよ』もおかしいしなあ」と男は頭を抱えた。イメージトレーニングを始めた当初は、新しい研修医同様に県外からこの街に来た先輩として、土佐弁を交えながら教えると面白いかも、と思っていた男だったが、いざやってみると「ぜよ」ぐらいしか話せないことに少し落ち込んでいた。しかも、「ぜよ」を高知で使う人はもはや少数派。そんなこともあり、男は土佐弁を交えて指導することを早々に断念していたのだ。

　だが、彼の土佐弁はまだまだ使えそうなレベルにない一方で、メモ帳は大活躍していた。そこには、わからないこと、先輩にお願いして教えてもらったことなど、なんでも書かれていた。もちろん、恋の話まで。「【恋のメルクマール、恋のメルクマール、小春も気になる】か。まったく、仕事と恋のメモぐらいわけておけばよかっ

たな。そうしておけば、妻に隠れて、こそこそと読む必要もなかっただろうに。でも、ついついよけいなメモまで書いちゃうんだよなあ」。

　そう考えながら男は、最近購入したメモ帳に筆を走らせた。それは研修医指導のためのメモ帳で、過去のメモ帳の内容を要約したものをメモしていたのだった。

　そして、残念ながら、不必要な物事を書く癖は治っていなかった。あの頃の自分がよみがえったかのように恋のメモまで書き込んでから、男は新旧両方のメモ帳を押し入れの奥へとしまい込んだ。

第 7 章

◆ 心不全には必ず、原因となる基礎疾患と発症する誘因がある

　1) まず原因を突き止める

　　　(原因疾患そのものが心不全発症の誘因となっていることもある)

　2) 誘因が何かを突き止める

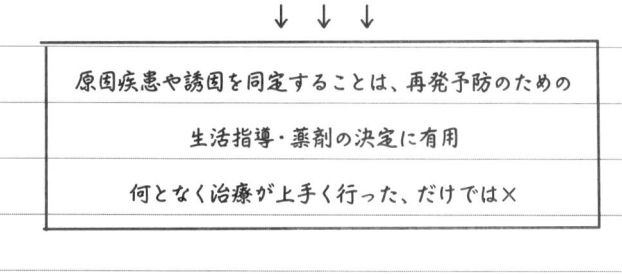

↓ ↓ ↓

> 原因疾患や誘因を同定することは、再発予防のための
>
> 生活指導・薬剤の決定に有用
>
> 何となく治療が上手く行った、だけでは×

　　　多香子ちゃんや夕美さんもいいけど、小春先生も気になる
　　　　恋のメルクマールは難しい…　恋のメモは別にしたほうがいいかも。
　　　　いちいち押し入れにしまうの面倒だし、ばれたら怖いし

第8章

心臓リハビリテーション：

運動の治療の一環

8-1

有酸素運動とは何か

男「今日は心臓リハビリテーション、略して心リハについて教えようと思ってるんだけど、どんなイメージがある？ けっこう地味なイメージかい？」

正実「最近普及しているし、知っていた方がよいのはわかってるんですけど、研修医の時点ではまだ手を出すものじゃないと正直思っています」

男「たしかに、カテーテルやエコー、不整脈のアブレーションなど派手な手技を身に着けたい気持ちもわからなくもないよ。でも、たとえば冠動脈疾患や心不全患者さんが良くなったときに『退院した後、どの程度の運動や仕事なら大丈夫なんでしょうか？ ゴルフが生き甲斐だったんですが…ゴルフをまたやることはできるんでしょうか？』と聞かれたらどうする？」

正実「えっ、そ、そうですね…。無理しない程度なら、心臓に負担がかからない程度なら…と答えるしかないですね。でも、これじゃ答えになってないですよね」

男「そうだね。そして、それを聞いた患者さんは残念そうに『そうですか…あまり何もしない方がいいんですね…』とうなだれることになるだろうね。

　心臓リハビリテーションもしっかり学んでおく必要があるんだよ。近年、心リハが盛んなのは知ってるよね。**心リハの中心を担っているのは、有酸素運動を心疾患患者に処方・施行する運動療法**なんだ。ただ、心リハは、包括的な治療法であるといわれているように、単に運動して体力をつけるという治療ではない。その患者さんの**患者教育、たとえば禁煙や減塩食の食事指導も含めた治療法**なんだ。**心リハは運動だけじゃない**ってことを覚えておいてね」

正実「有酸素運動って普段から使う言葉だけど、実は何をもって有酸素運動というか、全然わからないんです…」

男「たとえば、ウォーキングやジョギング、水中ウォーキング、エアロビクス体操が有酸素運動とされているよね。でも、有酸素運動は人によって違うはずだから、ある人には有酸素運動の範囲だとしても、違う人には有酸素運動に加えて、無酸素運動も加わってしまっていることもある。それを検討するのが心リハの運動療法の第一歩だよ。

　有酸素運動について説明すると、我々は普段、1molの酸素を吸い、1molの二酸化炭素を排出している。これは、O_2とCO_2の量が一緒ってことだね。食事、呼吸商の関係で実際は完全な1：1ではなく、酸素摂取：二酸化炭素排出＝1：0.82（0.70〜1.0）となることもある

けどね。結局、酸素1molでグルコース1molが細胞の中のミトコンドリアに入る権利を得るんだ。ミトコンドリアに入ったグルコースから、電子伝達系にて26〜28molのATPと1molの二酸化炭素が産生されるんだ。これが**好気代謝**だね」

正実「さっき言ってた無酸素運動というのは…」

男「運動を続けていると、様々な理由で**嫌気代謝**がこれに加わったり、もしくは嫌気代謝のみになる。この嫌気代謝のことを無酸素運動と言うこともある。嫌気代謝が加わったり、嫌気代謝だけになる理由は、おおよそ3つあるんだ。

　まず、1つ目が、好気代謝だけではエネルギーの需要に間に合わないこと。運動負荷が強いから起こる。2つ目は、組織においてブドウ糖もしくはインスリンが足りないこと。細胞内低血糖のことだね。3つ目は、組織において運ばれてくる酸素の量が足りないこと。これは低酸素血症や、心拍出量が少ないときに起こるんだ。

　嫌気代謝とは、酸素の力を借りずに細胞質に入ったグルコースから、ATP 1molと二酸化炭素1molが産生されること。そのために、呼気中のCO_2が吸気中のO_2に対して増えてくる。O_2の上昇率よりもCO_2の上昇率が高くなるってことだね。式で書くと$\Delta O_2 < \Delta CO_2$の状態だよ。そして、CO_2が増えると脳からの命令で換気代償が働いて、換気量が上昇する。これを式で書くと$\dot{V}E/\dot{V}O_2$の上昇と表される。酸素の排出に対して、一回換気量の上昇率が上昇するってことだね」

正実「すごくわかりにくい記号が出てきたんですけど…心リハをする上で、最低限知っておかないといけない記号は何ですか?」

男「まずO_2、CO_2、これはいけるよね?」

正実「ええ。酸素と二酸化炭素ですよね」

男「$\dot{V}E$は、正式には分時換気量($\dot{V}E$:minute ventilation)と呼ばれ、1分間の換気量のこと。$\dot{V}O_2$は酸素摂取量(oxygen uptake)、つまり、1分間の呼吸中の酸素量のこと。$\dot{V}CO_2$は二酸化炭素排出量(carbon dioxide output)、こちらは1分間の呼吸中の二酸化炭素量のことだね。それと、**peak $\dot{V}O_2$** というのもあるよ。これはわかる?」

正実「イメージですけど、運動して最も吸いこめる酸素の量?」

男「そう、まさにその通り! **運動耐容能**という言葉を耳にしたことがあるかもしれないけど、これはpeak $\dot{V}O_2$のことなんだpeak $\dot{V}O_2$の正式名は最高酸素摂取量(peak oxygen uptake)。**体重1kgあたりで1分間に吸い込める酸素の量をmLで表したもの**だよ。ちなみに、$\dot{V}O_2$を3.5で割ったものが、METsで、これは安静座位での$\dot{V}O_2$がだいたい3.5mL/kg/minだからなんだ。METsの正式名称は代謝平衡(metabolic equivalents)だよ。他には、**anaerobic threshold(AT)** という言葉も覚えた方がいいね。これは、嫌気性代謝閾値のことで、

ある時点よりも運動を強めると嫌気代謝が加わる直前の時点のことなんだ。さっき言った$\dot{V}O_2 < \dot{V}CO_2$になる直前の$\dot{V}O_2 = \dot{V}CO_2$の時点だね。

　このCO$_2$の排出が増える時点は、Borg（ボルグ）のスケール表（図8-1-1、インターネットや成書、日本循環器学会のホームページ上のガイドラインなどを見てください）というのがあって、その表の13、ややきついと各個人が感じる運動に相当する。だから、各々がBorgスケール12〜13と感じるくらいまでの運動ならば、有酸素運動といえるんだ」

正実「それはジョギングでもエアロバイクでも？」

男「そう、どっちでも。人それぞれの感じ方なんだ。自転車エルゴメータを例にとると、大腿四頭筋の疲労感もしくは息切れの度合いのどちらかが自覚症状になる。これはエルゴメーターでもトレッドミルでもそうなんだけど、おおよその人は大腿四頭筋の疲労感が先にくるけど、心機能のかなり悪い人は息切れが先にくる印象があるね。

　さっきのATに話を戻すけど、このO$_2$吸入率に対してCO$_2$排出率が1：1を超す時点が有酸素運動の限界地点ということになる。その後、CO$_2$によって体が**アシドーシス**にならないように、腎臓から重炭酸塩がやってきて中和しているんだ」

正実「体がアシドーシスになると良くないわけは何なんですか？」

▼ Borg(ボルグ)のスケール表

図8-1-1

Borg scale	自覚的運動強度
17	かなりきつい
16	
15	きつい
14	
13	ややきつい
12	
11	楽である

男「アシドーシスが体にとって悪い理由の一つは、体の様々な酵素は適切なpH下でのみ働くから。脳や心臓の中で活躍している酵素が働かなくなると生命に危険が及ぶので、適切なpHを保つのは人体にとって大事なことなんだ。でも、この運動によるアシドーシス化の緩衝にも限界がある。CO_2の産生がさらに増えてくると、1molのCO_2を排出するのに一回換気量が増大してくる。これを二酸化炭素排出量に対する換気当量($\dot{V}E/\dot{V}CO_2$:ventilatory equivalent for carbon dioxide)の上昇と言うんだ。つまり、CO_2をなんとか排出しようと換気量を増大せざるを得ない状態のことだね。その後も運動負荷が続いて、負荷量が増えていき、患者さんがこれ以上検査ができないと自覚する強度における$\dot{V}O_2$が、peak $\dot{V}O_2$、つまり運動耐容能なんだ」

8-2

最適な運動処方の決定

正実「実際に有酸素運動はどうやって決定するんですか?」

男「まずは、患者さんの状態を知ることが大事だよ。心疾患の種類、発症からの時期、腎機能障害や整形外科的疾患や合併、普段の運動習慣などだね。そして、何より診察した所見・印象が大事だよ。有酸素運動の決定にCPXを含む運動負荷試験ができる状態かどうかを判断するんだ。

　もし運動負荷試験が可能なら、Borgスケールで『ややきつい』と自覚するレベル以下の運動が有酸素運動だね。自転車エルゴメータなら、徐々に運動負荷を増大させていって、大腿四頭筋の疲労感、息切れ感のどちらか一方が出現した時点までということになる。

　他の計測の仕方は、Karvonen(カルボーネン)の式で心拍数を予測し、その心拍数で運動をして、収縮期血圧と脈拍の積(double product / ダブルプロダクト)が急激に上がる直前が有酸素運動の閾値であること、文章を読みながら運動してもらって息切れするポイントを見つけるトークテストという方法、さらにかなり高価な機械で、これがゴールドスタンダードなんだけど、心肺運動負荷試験(CPX:Cardiopulmonary Exercise Test)で呼吸中の酸素と二酸化炭素などを計測しながら運動して、さっき言ったATを求めるわけだ

ね。ちなみにこのATが出現するポイントを**AT point**というんだ」

正実「CPXが施行できたとしても、他の様々な指標も参考にしながら運動処方を決定するんですね」

男「そうだね。できるだけたくさんの指標を使用できるようになればいいね」

正実「それで、実際に患者さんにどの程度の運動までしていいか指導するにはどうすればいいんですか？」

男「もし運動負荷試験ができない患者さんなら、図のように非常に軽い負荷の運動から開始した方が安全だね（図8-2-1）。運動負荷ができる患者さんの場合、徐々に運動負荷試験を増大させていって、さっき言った指標（図8-2-2）を参考にしながらATを決定し、負荷の量と心拍数で運動を処方するんだ。

　ここで大事なのは、実はAT pointと決定された負荷の量は、**ATの1分前の量が運動処方になる**ということ。体が負荷を与えられ、それに対する心拍数や呼吸応答、疲労感などの反応が現れるまでのタイムラグがだいたい1分とされているからだよ。なので、**心拍数はAT pointの時点で処方する**んだ。

　例をあげると、1分間に10wattずつ増加していく運動負荷試験をしていて、40wattの時がAT pointと判断できて、その時の心拍数が100回/分だった場合、運動処方はどうなると思う？」

▼ 運動処方の決定の流れの例

図8-2-1

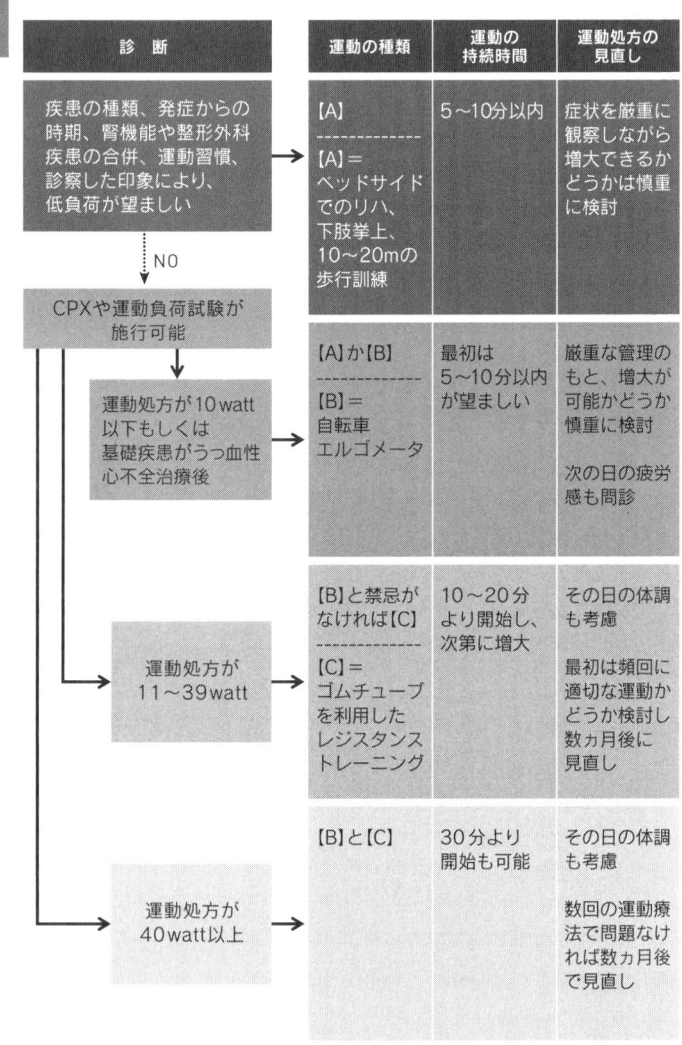

診 断	運動の種類	運動の持続時間	運動処方の見直し
疾患の種類、発症からの時期、腎機能や整形外科疾患の合併、運動習慣、診察した印象により、低負荷が望ましい	【A】 -------- 【A】＝ベッドサイドでのリハ、下肢挙上、10～20mの歩行訓練	5～10分以内	症状を厳重に観察しながら増大できるかどうかは慎重に検討
↓ NO CPXや運動負荷試験が施行可能 　運動処方が10watt以下もしくは基礎疾患がうっ血性心不全治療後	【A】か【B】 -------- 【B】＝自転車エルゴメータ	最初は5～10分以内が望ましい	厳重な管理のもと、増大が可能かどうか慎重に検討 次の日の疲労感も問診
運動処方が11～39watt	【B】と禁忌がなければ【C】 -------- 【C】＝ゴムチューブを利用したレジスタンストレーニング	10～20分より開始し、次第に増大	その日の体調も考慮 最初は頻回に適切な運動かどうか検討し数ヵ月後に見直し
運動処方が40watt以上	【B】と【C】	30分より開始も可能	その日の体調も考慮 数回の運動療法で問題なければ数ヵ月後で見直し

▼ ATを決定する様々な指標

図8-2-2

	ATの決定方法	特　色
Karvonenの式	(最大心拍数[※1]－安静時心拍数) ×係数[※2]＋安静時心拍数	予測最大心拍数を使用すれば運動前に予測が可能 内服薬による影響が加味されにくい 係数の設定が困難
ダブル・プロダクト	収縮期血圧×心拍数 を経時的に計測し、 値が急激に上がる直前がATレベル	血圧は連続的に計測ができない 運動中の血圧測定は不正確な場合がある
トークテスト	30秒の読み物を少し息が切れるが読み切れるレベル 検者との会話で息切れの程度を観察する	検者の判断であり、Borgスケールを用いた問診法よりも客観性がある
Borgスケールを使用した問診法	「ややきつい」と感じた時点	簡便である 主観的であり客観性に欠ける
CPXによる呼気ガス分析	呼吸中の酸素・二酸化炭素濃度、その他の様々な指標を計測して総合的に決定	ゴールデン・スタンダード 客観性がある 酸素・二酸化炭素以外の様々な指標も検討できる 高価な機械である

※1　予測最大心拍数として(220－安静時心拍数)を用いるか、実測した最大心拍数を用いる
※2　心疾患の種類、発症からの時期、重症度により0.2～0.6を用いる

正実「そうですね…。40wattの1分前の負荷は30wattだったわけで、その30wattに対して1分後に『ややきつい』という体の反応が来たわけだから、30wattが負荷の量ですね。そして心拍数は100回/分以下の運動が有酸素運動の処方ですね」

男「そう、その通りだね。もちろん、**その後の実際の運動療法中に負荷量や心拍数を微調節する姿勢が大事**だよ。体調なんかも毎日変わるんだからね」

正実「心リハでの運動処方の指導の仕方は何種類あるんですか？」

男「有酸素運動の運動処方を患者さんへの説明するやり方は、一般的に5つくらいあると思う。1つ目は負荷量、自転車エルゴメータならwatt数、つまりペダルを漕ぐ重さで処方するやり方。スポーツジムに行っている人や自分でエルゴメータを持っている人はこのwattを言うだけで『なるほど』と言われることもあるよ。

　2つ目は、慣れてもらう方法。何度か運動療法に通ってもらい、決定したwatt数で自転車を漕いでもらう。そして、その時の疲れ具合を覚えてもらって、その疲れ具合以下の運動を自宅でもしてもらう方法だよ。

　3つ目は、運動負荷試験で得られた負荷量に従って、ウォーキングの速度、距離、持続時間を指定する方法。心リハに頻繁に通える人も、そうでない人もこの方法は大事だね（図8-2-3、図8-2-4）。

▼(一般的な) METsとウォーキング速度の表

図8-2-3

METs	歩行速度 (km/hr)*
1.0	?
2.0	1.6
2.5	3.2
3.0	4.0
3.5	4.8
4.0	5.6
4.5	6.0
5.0	6.4
6.0	7.2
7.0	8.0〜、ジョギングで

* 歩行速度 (km/hr) = (METs − 1) ÷ 0.62

(川久保 清 at el. 体力科学. 2007: 56; 25-26)

▼ 運動負荷試験結果によるウォーキング処方・時間の例

図8-2-4

	ウォーキング処方	ウォーキングの時間
基礎疾患が うっ血性心不全 治療後	運動処方watt数の 2/30 (km/hr)	運動処方watt数の 半分〜以下の分数が望ましい
運動処方が 10watt以下	ウォーキングは見合わせるか、運動処方watt数の 2/30 (km/hr)	運動処方watt数の 半分〜以下の分数が望ましい
運動処方が 11〜20watt	ウォーキングは見合わせるか、運動処方watt数の 2/30 (km/hr)	運動処方watt数以下の分数
運動処方が 21〜39watt	運動処方watt数の 1/10〜3/20 (km/hr) 程度か METs換算表を参考にする	運動処方watt数以下の分数 〜30分程度
運動処方が 40watt以上	運動処方watt数の 3/20 (km/hr) 程度か METs換算表を参考にする	40分〜1hr以上OK

4つ目は、有酸素運動時の脈拍の上限を教える方法。AT point時の心拍数以下が有酸素運動だよね。立ち止まった時に、指定された上限の脈拍の5～10以下になるようにウォーキングしてもらう方法だよ。

　5つ目はBorgスケールの『ややきつい』という自覚症状以下で運動することを指導する方法。どれかだけじゃなくて、いろんな方法で指導・処方するのがいいよ」

8-3

交感神経の興奮は
なぜいけないのか

正実「有酸素運動がよいとされるのはどういう理由からなんですか?」

男「いろんなよい効果が有酸素下で得られることに加えて、何より安全であることだね。安全のためには、**交感神経の興奮が起こらないほうがいい**んだ。図8-3-1で示すように、循環器の3つの代表疾患をAMI、心室頻拍／心室細動(VT/Vf: ventricular tachycardia/ventricular fibrillation)、急性心不全とすると、交感神経の興奮はその3つを惹起する結果になってしまうから。それぞれの大まかな治療法も書いてみたよ」

正実「3つの代表疾患になる機序はなんですか?」

男「まず基本だけど、交感神経はケンカするのに使う神経なんだ。相手をよく見るために瞳孔は開き、心拍出量は増え、血圧は上がり、さらに血が出ても止血できるように血小板機能が活性化し、心筋酸素需要の上昇を生じる。そして、血管が詰まる方向に向かうわけなんだ。また、交感神経の興奮は心筋の異常自動能を引き起こし、心室性期外収縮が出やすくなる。もともと心筋障害がある心臓では線維化

した心筋を中心としてリエントリー回路ができているとすれば、その心室性期外収縮をきっかけにグルグルと回路を回り出してVT/Vfになる。もちろんこれは単純に考えた場合ね。また、交感神経の興奮で心拍数は増大して、心筋酸素需要は増える。さらに自律神経は心臓だけでなく末梢の小〜細動静脈にも張り巡らされている。この小〜細動静脈が収縮するため、心臓の後負荷と前負荷が増えることなどにより、心不全になってしまうという機序が考えられるんだ」

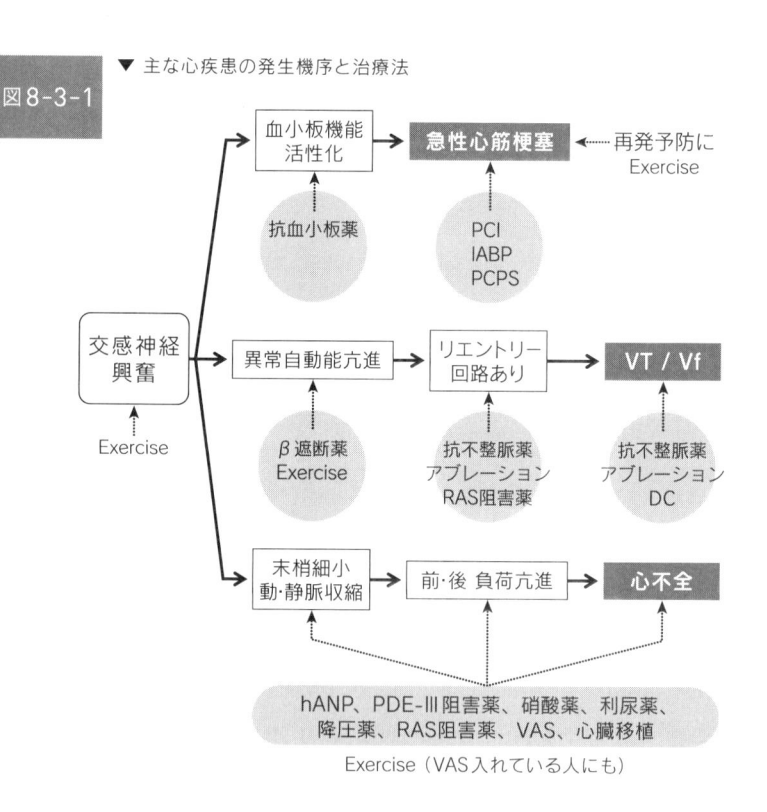

▼ 主な心疾患の発生機序と治療法

図8-3-1

```
                    ┌─ 血小板機能 ──→ 急性心筋梗塞 ←── 再発予防に
                    │   活性化                         Exercise
                    │      ↑            ↑
                    │   抗血小板薬      PCI
                    │                   IABP
                    │                   PCPS
                    │
  交感神経 ─────────┼─ 異常自動能亢進 ─→ リエントリー ──→ VT / Vf
  興奮              │      ↑            回路あり
                    │   β遮断薬         ↑              ↑
  ↑                │   Exercise      抗不整脈薬     抗不整脈薬
  Exercise          │                 アブレーション  アブレーション
                    │                 RAS阻害薬       DC
                    │
                    └─ 末梢細小 ────→ 前・後 負荷亢進 ──→ 心不全
                       動・静脈収縮            ↑              ↑
                                               └──────┬───────┘
                                                      │
                              hANP、PDE-III阻害薬、硝酸薬、利尿薬、
                              降圧薬、RAS阻害薬、VAS、心臓移植

                                 Exercise（VAS入れている人にも）
```

＊　＊　＊　＊　＊

「ふう〜、これで終わりかな」と言うと男は時計に目をやった。視線の先には、これまでとは違う、真新しい時計が輝いていた。ふたりが初めて会った記念日ということで、晩ご飯のあとに妻からプレゼントされたばかりの時計だ。

「自分でいろいろ考えたり、先輩に聞いたりする時間はもちろん無駄ではなかったけど、あの頃にタイムスリップできれば、もっと早くコツをつかむことができたかもしれない。それにしても、過去を思い返すと、新鮮な気持ちになるなあ。この時計みたいに」などと考えながら、まとめのメモを書く作業に移ったときだった。男は、明らかに彼の筆跡ではない文字があることに気づいた。

【正実さん。ここまでメモを全部読ませてもらいました。恋のメルクマール？ 心臓のことはわかっても、女心はわからないようですね。あ、時計は前の時計以上に大切にしてくださいね。】

病院に行っている間に、書斎を探検した子どもたちが、押し入れからメモ帳を見つけ、妻に渡していたのだ。彼がついつい恋のメモを書いていた場所に、妻のメモは書かれていた。

「タイムスリップできたらなあ」と嘆きながら、なんとかまとめのメモを書きこんだ正実だが、新品の腕時計が調子よく時を刻む一方で、彼の心拍数は先ほどから上昇したままだ。いったいどんなペナ

ルティがくだされるのか。こればっかりは冷静に推理できそうになかった。

第8章

◆ 心臓リハビリテーションとは

1) 心リハの中心は、有酸素運動を心疾患患者に処方・施行する運動療法

→ しかし運動だけでなく、禁煙や減塩食の食事指導など

患者教育も含めた包括的な治療法であるという認識が医療者には重要

2) 心リハに参加してもらい、適切で具体的な指導を受けてもらう

→ 患者さんのQOLや予後が高まる

3) 有酸素運動が推奨されている

→ 交感神経の興奮が惹起されにくいから

正実さん。

ここまでメモを全部読ませてもらいました。

恋のメルクマール？

心臓のことはわかっても、女心はわからないようですね。

あ、時計は前の時計以上に大切にしてくださいね。

おわりに

　医学以外の何ごとにも、原則とコツ（ポイント、真髄≒心髄：エッセンス）があり、私はそれらを掴むことにこだわってきたように思います。何となくうまくいっているから…というのが非常に怖いと思っています。さらに、難しいこと、難しそうなことをいかに簡単に、単純に考えるか、理解できるかが、臨床では大事であると思います。

　また、何かしらの本の一ページや誰かの一言がすべてを変えることがあると思っています。これは医療でもいえることだと思います。自分自身で努力することは、かなり低い階段をゆっくりと登るような感じで上達します。しかし達人の一言や、自分に合う本との出会いが、大きく自分を変えることは事実です。

　「はじめに」にも書きましたが、本書は自分自身が学生や研修医の時に、聞きたいこともわからなかったけど、「あの時知っておけばよかった」と後になって思ったこと、その後ご指導いただき大変有用であったと感じたことを、誰かの役に立てば、という思いと、自分自身の知識の整理も兼ねて書かせていただきました。もちろん、本を読んで知識を増やすことも大事ですが、何よりも、すばらしい指導者に出会うこと、実際の臨床を大事にすることが最も大事だと思います。

　循環器学は非常に複雑で、理解することは非常に困難であり、本書の内容ではもちろん到底理解できるものではありません（本書は循環器学を相当簡潔にデフォルト化したものと思ってください）。私自身、

現在もこれからも勉強が必要と考えておりますし、今後も本書を見てくださっている皆様からご指導いただくことが多いと思います。その節には何卒よろしくお願いいたします。

　また2011年3月に未曾有の大震災が日本を襲い、多数の方々が被災されました。私は当時香川に住んでおり、その後高知に移りましたので、直接現地で診療などに当たってはおらず、その被害は実際のところ理解することが難しいのですが、出身大学が栃木県の獨協医科大学であり、関東や東北地方の友人もたくさんいます。そんな思いもあり、本書の売り上げ（ロイヤリティー）がもしあれば、すべて義援金として震災後の復興に当てたいと思います。

　大変お忙しい中、共著していただきました足立太一先生、また高校の同級生であり、夜遅くまで打ち合わせ（飲み会？）を頻回に行っていただきました宮田文郎氏、ユーモアとセンス溢れるアイデアで方向性を打ち出していただきましたSCICUS代表取締役 落合隆志氏、そしてオーケストラにもご招待いただき、本書に非常に強い情熱を持って企画の前の段階から編集に取り組んでいただいたSCICUS編集部の坂本陽子氏に心より御礼申し上げます。また、謝辞に記載させていただいた方々はじめ、今まで私に関わっていただいたすべての方に心より感謝いたします。

謝　辞

田村禎通先生（徳島文理大学保健福祉学部看護学科教授）、福田信夫先生（国立病院機構四国こどもとおとなの医療センター臨床研究部長）（福田信夫先生には一部加筆・修正をしていただきました）、篠原尚典先生（岩本内科医院）、多田浩也先生（図南病院内科）、安田浩章先生（国立病院機構四国こどもとおとなの医療センター放射線科）、吉田和矢先生（国立病院機構四国こどもとおとなの医療センター内科）、谷脇貴博先生（高松市民病院放射線科）、白川憲之先生（国立病院機構四国こどもとおとなの医療センター臨床工学科）、吉村和修先生（近森病院腎代謝センター）、是田あゆみ先生に感謝を表します。

参考文献

1）『心疾患の視診・触診・聴診　心エコー・ドプラ所見との対比による新しい考え方』
　　福田信夫／医学書院／2002

2）『心エコー・ドプラ法の臨床（第2版）』大木崇（編）／医学書院／2001

3）『臨床心エコー図学（第3版）』吉川純一（編）／文光堂／2008

4）『「Medical Technology」別冊 超音波エキスパート 3 心機能評価の考え方と進め方』
　　竹中克・村田和也・住田善之ほか／医歯薬出版／2005

5）『新・心臓病診療プラクティス 3 心機能を識る』
　　松崎益徳・本郷実（編）／文光堂／2004

6）『新・心臓病診療プラクティス 6 心不全に挑む・患者を救う』
　　筒井裕之・松崎益徳・吉川純一（編）／文光堂／2005

7）『眼でみる実践心臓リハビリテーション』安達仁／中外医学社／2007

8）『PDE㈽阻害薬の使い方 ミルリノンの基礎から臨床まで』
　　児玉和久（監）／メディカルレビュー社／2006

9）『心エコーポケットノート（第4版）』山田博胤／アスリード／2012

10）『ベッドサイドのBasic Cardiology 心臓の収縮・弛緩—その調節と破綻，そして治療』
　　北風政史／メディカル・サイエンス・インターナショナル／2005

11）『循環器病態学ファイル』
　　村川裕二・岩崎雄樹・加藤武史／メディカル・サイエンス・インターナショナル／2007

12）『DVDでトレーニング デジタル心音図との対比で学ぶ心臓の聴診』
　　山崎直仁・土居義典／金芳堂／2011

13）『極論で語る循環器内科』香坂俊（編著）／丸善出版／2011

14）『50症例から学ぶ心不全』北風政史・安村良男／ライフサイエンス出版／2005

15）『拡張期学 Diastologyのすべて』大木崇・竹中克（編）／文光堂／2010

索引

	MEDICAL TERMS	PAGE
あ	亜急性期再閉塞（SAT）	178
	アシドーシス	36, 196, 197
	圧較差	121, 122
	圧-容量（容積）曲線	147
	アフターロードミスマッチ	85
い	イーカム（ECUM）	36, 38
	息切れ感	198
	溢水	36
う	うっ血	20, 22, 36
	右房-右室圧較差（TR-PG）	57, 58, 80
	運動処方	198
	運動耐容能	195
	運動負荷試験	198
え	エンドトキシン	36
か	拡張型心筋症	43
	拡張期	75
	拡張能	53, 56, 122, 123
	拡張能障害	66
	拡張末期圧曲線	150
	拡張末期圧容積関係	150
	拡張末期容量	76
	下大静脈（IVC）径	63
	脚気	86
	カテコラミン	51, 71, 72, 107
	カラードプラ	79, 138, 139
	カルシウム拮抗薬	93, 109, 110
	―の種類	109, 110
	カルボーネンの式	198
	簡易ベルヌーイの式	80
	乾性ラ音	58
	感染症	22, 173, 186
	感染性心内膜炎	186
	肝肺症候群	86
	γ（ガンマ）	108

和文索引

	MEDICAL TERMS	PAGE
き	偽正常化パターン	130
	急性うっ血性心不全	61
	急性期再閉塞	178
	急性心筋梗塞（AMI）	51, 177
	強心薬	72
	筋型動脈	35
く	駆出分画（EF）	44, 45, 76
	—の計測	76
	クレアチニン	59, 60, 61, 62
け	頸静脈怒張	7
	経皮的冠動脈形成術	51
	血圧	90
	血液浄化療法	36
	血管内皮細胞	35
	血行動態	51
	嫌気性代謝閾値（AT）	195
	嫌気代謝	194
こ	交感神経	205
	—興奮	11, 50, 105, 110, 205
	好気代謝	194
	高血圧	43
	高血圧性心臓病	43
	甲状腺機能亢進症	173
	後負荷	25, 45, 86, 103
	後負荷直線	150
	後負荷不整合	85, 87, 89, 94, 103
	骨髄前駆細胞説	35
	コンプライアンス	124
さ	最高酸素摂取量（peak VO$_2$）	195
	細動脈	35
	サイトカイン	27, 50, 51
	左室圧曲線	115, 118, 137
	左室拡張能	122, 123
	—障害	66

和文索引

MEDICAL TERMS	PAGE
さ 左室拡張末期圧（LVEDP）	21, 115, 117, 137, 142
左室弛緩障害	124
左室弛緩能	78, 122
左室弛緩力	116
左室収縮性	116
左室収縮末期容量	152
左室充満圧	78
左室流入血流速波形（TMF）	78, 94, 120, 121, 138
―の計測	138
左房圧	21, 78, 122
左房圧曲線	115, 118, 137
III音	6, 7, 58, 116
酸化LDL	35
酸化ストレス	11, 35, 50
―説	35
三尖弁	57, 74, 79
三尖弁逆流	57, 79
三尖弁逆流速度	79
―の計測	79
酸素摂取量（VO_2）	195
サンプルボリューム	77, 138, 139
し 弛緩障害	66, 124
弛緩能	78, 122
弛緩力	116
糸球体内圧	105
持続血液濾過法（CHF）	26
持続的気道陽圧法（CPAP）	185
湿性ラ音	7, 58
ジヒドロピリジン系	109, 110
シャント	37
収縮期	75
収縮期ストレイン	44
収縮期ストレインレート	44
収縮期肺動脈圧	79
―の推定	79
収縮性	116
収縮能	53, 56, 73

MEDICAL TERMS	PAGE
し 収縮末期圧容積関係	150
収縮末期容量	76
重炭酸塩	196
硝酸薬	13, 93
除水	36
シリンジポンプ容量	108
ジルチアゼム	109, 110
心エコー検査	44, 74, 121, 138
—の基本	74, 138
心機能	53, 56
心胸郭比（CTR）	158
心筋梗塞	43
心筋障害	12, 43, 50, 51, 56
心筋代謝能	56
心係数（CI）	20, 21
人工心肺	36
心サルコイドーシス	185
心時相解析	44
心室細動（Vf）	205
心室頻拍（VT）	205
心室補助装置（VAS）	72
心収縮性	25, 56, 73, 78
心収縮性直線	149
—の指標	45
心臓リハビリテーション	71, 192, 193, 209
心肺運動負荷試験（CPX）	198
心拍出量	23, 24, 90
心不全	34
—の定義	19
心房収縮性	116
腎輸出細動脈	104
腎輸入細動脈	104
す スタチン	71
せ 接触子	80
前負荷	23, 24, 25, 34, 43, 45

	MEDICAL TERMS	PAGE
そ	僧帽弁	74, 75, 77
	僧帽弁狭窄症(MS)	185
	僧帽弁閉鎖不全症(MR)	44, 86, 172
	僧帽弁輪	77, 78
	僧帽弁輪移動速度	44, 77, 116
	—の計測	77
	組織ドプラ〔法〕	44, 45, 77
た	体外限外濾過	36
	体外循環	36
	代謝平衡(METs)	195
	代償反応	88, 103
	大動脈圧曲線	115, 134, 137
	大動脈弁	74, 75
	大動脈弁狭窄症(AS)	87, 136, 186
	大動脈弁閉鎖不全症(AR)	186
	たこつぼ心筋障害	186
	多臓器不全(MOF)	17, 20
	ダブルプロダクト	198
	弾性型動脈	35
	断続性ラ音	58
ち	中心大動脈圧	86
	陳旧性心筋梗塞(OMI)	185
て	低心拍出量	48, 50, 58
	低拍出症候群(LOS)	17
と	透析	26, 36
	糖尿病	43
	糖尿病性心筋障害	43
	動脈	35
	動脈圧ライン(A-line)	27
	動脈硬化	35
	動脈実行エラスタンス	150
	等容弛緩期	134
	等容弛緩時間(IRT)	134, 137
	等容収縮期	134

MEDICAL TERMS	PAGE
と 等容収縮時間（ICT）	44, 45, 134, 137
ドパミン	71
ドブタミン	71, 93
に ニカルジピン	97
二酸化炭素排出量（VCO_2）	195
—に対する換気当量（VE/VCO_2）	197
尿毒症	36
は 肺うっ血	20, 22
肺高血圧	80
肺静脈血流速波形（PVF）	131, 139
—の計測	139
肺動脈弁	74
肺副雑音	58
肺毛細血管楔入圧（PCWP）	20, 21, 115, 118, 137, 142
パルスドプラ〔法〕	45, 77, 138, 139
反射性交感神経興奮作用	109, 110
ひ 肥大型心筋症（HCM）	117, 166
ビリルビン	36
貧血	22, 56, 173
頻脈誘因性心筋症	185
ふ フォーカスポイント	79
浮腫	7
不整脈アブレーション	192
プラーク	12, 35
プローブ	80
フロセミド	30
分時換気量（VE）	195
へ 平滑筋細胞	35
β（ベータ）遮断薬	51, 71
ベラパミル	109, 110
ほ 泡沫細胞	35
補助循環	36

MEDICAL TERMS	PAGE
ほ ボルグのスケール	196, 197
ポンプ失調	16
ま マクロファージ	35
末梢血管抵抗	35, 86, 90
末梢循環不全	20
み ミルリノン	71, 92, 100, 104
む 無酸素運動	194
ムンテラ	40
ムントテラピー	40
め メタボリック症候群	12
メルクマール	5, 10
も 毛細血管	35
ゆ 有酸素運動	193, 209
よ IV音	117
ら ラ音	7, 58
り 利尿薬	13, 41, 62, 63
リモデリング	12
れ レニン・アンジオテンシン・アルドステロン系（RAS）	11, 12, 50
攣縮	109, 110
連続性ラ音	58
連続波ドプラ法	57
ろ 濾過	36

欧文索引 A〜E

	MEDICAL TERMS	PAGE
A	a'	78
	ACE阻害薬	104, 105
	acute myocardial infarction (AMI)	51
	acute reclosure	178
	after load mismatch	85
	A-line	27
	anaerobic threshold (AT)	195
	aortic regurgitation (AR)	186
	aortic stenosis (AS)	136
	ARB	104, 105
	AT point	199
	ATP	118
	A波	121, 138
B	BNP	142
	Borg のスケール	196, 197
C	cAMP	93
	carbon dioxide output (VCO_2)	195
	cardiac index (CI)	21
	cardiopulmonary exercise test (CPX)	198
	cardiothoracic ratio (CTR)	158
	central volume shift	172
	CHD	36, 37
	CHDF	36, 37
	coarse crackle	58
	continuous hemofiltration (CHF)	26, 36, 37
	continuous positive airway pressure (CPAP)	185
D	DCM	185
	deceleration time (DT)	116
	double product	198
E	E/A	57, 58
	E/e'	57, 58, 142
	e'	45, 78
	ECUM	36, 37
	ejection fraction (EF)	44, 54, 55, 76

《メルクマール編》 索 引

	MEDICAL TERMS	PAGE
E	—の計測	76
	Emax	44, 45
	E波	121, 138
	E波減速時間（DT）	116
F	FA（femoral artery）approach	177
	fine crackle	58
	Forrester分類	19, 20, 28, 42, 52
	Frank-Starlingの法則	23, 24, 34, 42, 52
H	HD	37
	high dose hANP	106
	human atrial natriuretic peptide（hANP）	12, 51, 93, 105, 106
I	inferior vena cava（IVC）径	63
	—の計測	80
	isovolumic contraction time（ICT）	44, 45, 134, 137
	isovolumic relaxation time（IRT）	134, 137
L	left ventricular end-diastolic pressure（LVEDP）	21, 115, 117, 137, 142
	low cardiac output	48
	low cardiac output syndrome（LOS）	17
	low dose hANP	106
M	max dP/dt	44, 45
	Merkmal	5, 10
	metabolic equivalents（METs）	195
	mildly DCM	185
	minute ventilation（$\dot{V}E$）	195
	mitral regurgitation（MR）	44, 147, 172
	mitral stenosis（MS）	147
	multiple organ failure（MOF）	17
	Mund-Therapie	40
N	non invasive positive pressure ventilation（NPPV）	97
O	old myocardial infarction（OMI）	185
	oxygen uptake（$\dot{V}O_2$）	195

MEDICAL TERMS	PAGE
P PDE-III阻害薬	71, 91, 98, 106
peak dP/dt	44, 45
peak oxygen uptake (peak VO$_2$)	195
pre A圧	116
pulmonary capillary wedge pressure (PCWP)	20, 21, 115, 118, 137, 142
pulmonary venous flow velocity (PVF)	131
PVAd	131
PVAd − Ad	131, 139, 141
一の算出	139
PVF	131
R RA (radial artery) approach	177
rapid filling (RF) 波	116
RAS阻害薬	51, 71
renin-angiotensin aldosterone system (RAS)	50
S s'	44, 45, 53, 77, 78, 116
stiffness	122, 140
subacute thrombosis (SAT)	178
Swan-Ganzカテーテル	27
T transmitral flow velocity (TMF)	78, 94, 120, 121, 138
一の計測	138
TR − PG	57, 58, 80
V ventilatory equivalent for carbon dioxide (V̇E/V̇CO$_2$)	197
ventricular assist system (VAS)	72
ventricular fibrillation (Vf)	205
ventricular tachycardia (VT)	205
W wheeze	58

おまけ

	高知ひと口メモ

文中で紹介した、高知の名物に関するひと口メモです。

1章 **【日曜市】**にちよういち
高知城近くの追手筋で、毎週日曜（年末年始とよさこい祭り期間をのぞく）に開かれる。300年以上の歴史を持ち、食べ物や日用品など様々なものを買うことができる。

3章 **【土佐弁】**とさべん
県外からやって来た人が驚くのが、「ぜよ」を使う人がそれほどいないということ。一方で、「〜しゆう（〜している）」「〜やき（〜だから）」といった土佐弁は若者の間でも健在。ちなみに「雨が降りゆう」は「雨が降っている」、「雨が降っちゅう」は「雨が降っていた」といった感じで使い分けられている。

【高知の地酒】こうちのじざけ
酒好きが多い高知だけに、地酒の種類も豊富。全国的に知られている土佐鶴や司牡丹、酔鯨といったもの以外にも、たくさんの銘柄を楽しむことができる。

【カツオの塩タタキ】かつおのしおたたき
カツオのタタキといえば、高知の名物の代表格。タレをかけて味わうスタイルが知られているが、近年、高知ではシンプルに塩で味わうスタイルも定着している。

【土佐ジロー】とさじろー
土佐地鶏とロードアイランドレッドを交配した、高知のブランド鶏。珍しい卵肉両用種の鶏で、指定された飼育条件で育てられる。卵黄たっぷりの卵も脂肪分が少ない肉も美味。

4章 **【坂本龍馬】**さかもとりょうま
全国で最も有名な高知出身の幕末の志士。お土産でも銅像のミニチュアからお菓子から、たくさんの龍馬グッズがある。また、高知空港もその愛称は「高知龍馬空港」。

【桂浜】かつらはま
高知市にある県内随一の観光スポット。太平洋の雄大な景色を楽しめ、月見の名所としても知られている。また、坂本龍馬像だけでなく、高知県立坂本龍馬記念館や土佐闘犬センター、桂浜水族館などもある。

おまけ

高知ひと口メモ

【路面電車】ろめんでんしゃ
南国市〜高知市〜いの町を走る路面電車、土佐電気鉄道。「とでん」と呼ばれ、交通の足として親しまれている。ちなみに、南国市の後免町行きの車両前面には「ごめん」とチャーミングな行き先表示がされている。

5章

【帯屋町】おびやまち
高知市の中心部にある、高知一の繁華街。アーケードのある商店街の周辺には、居酒屋も多数並んでいる。昼には買い物客、夜には元気な酔っぱらいたちの声が響く。

【はりまや橋】はりまやばし
民謡「よさこい節」で、お坊さんがかんざしを買うことでも知られる橋。もともとは川にかかっていたが、その川は埋め立てられたため、車道の両側に欄干があるだけの姿に。1993年にはその横に歩道専用の新しいはりまや橋がかけられ、その下には人工水路が流れている。

【のれそれ、どろめ、チャンバラ貝】のれそれ どろめ ちゃんばらがい
「のれそれ」はあなごの稚魚、「どろめ」はイワシの稚魚の高知での呼び名。珍味として親しまれており、新鮮なうちに生でポン酢やぬたなどとともに味わう。また、チャンバラ貝はマガキ貝とも呼ばれ、塩ゆでにして味わう。うまく身を取り出すコツをつかむのにひと苦労するが、それもまた楽しい。

6章

【よさこい祭り】よさこいまつり
1954年に始まった祭りで、毎年8月9日の前夜祭から4日間にわたって高知市で開催される。市内各地に設けられた競演場・演舞場で、約2万人の踊り子たちによるよさこい鳴子踊りが披露される。「よさこい鳴子踊り」のメロディを入れることが決まりだが、曲のアレンジは昔ながらのものからヒップホップ調まで、チームによって様々。鳴子を手にした踊り子たちの派手な衣裳も特徴的。

【龍馬歴史館】りょうまれきしかん
香南市野市町にある、坂本龍馬の33年間の生涯を蝋人形で表現した歴史館。そのほかに、世界の偉人たちの蝋人形や、高知出身の絵師・絵金の作品も展示している。
※リニューアルのため、2012年3月から休館中。

【龍河洞】りゅうがどう
香美市にある全長約4kmの鍾乳洞で、日本三大鍾乳洞の一つでもある。観光コースのほかに、前日までに予約すれば真っ暗闇も体験できる冒険コースも楽しめる。特別天然記念物オナガドリがいる珍鳥センターも併設している。

《メルクマール編》 索 引

おまけ	高知ひと口メモ
	【四国自動車博物館】しこくじどうしゃはくぶつかん ヒストリックカーを楽しめるクルマ好きにはたまらない博物館で、香南市野市町にある。アルファロメオやフェラーリといった数々の名車がずらりと揃っている。
7章	**【四万十川】**しまんとがわ 日本最後の清流と呼ばれる四国最長の川。高知県西部を196kmにわたって流れ、数多くかけられた沈下橋も名物だ。伝統的な火降り漁で獲れる鮎や、天ぷらにするとおいしいアオノリのほか、アオサノリ、ウナギ、川エビなど自然の恵みも豊富。カヌーやカヤックといったレジャーも楽しめる。 **【ショップたけざき】**しょっぷたけざき 高知市から四万十川方面へ向う途中の須崎市にあるショップ。門外不出のダシを使った特製の卵焼きのほかにおにぎりやおでんなども販売。一つひとつ丁寧に焼き上げている卵焼きは、真空パックされたものをネットで購入することもできる。

■著者紹介

福田　大和（ふくだ　やまと）

1978年生まれ。1996年土佐高等学校を卒業、2002年獨協医科大学医学部を卒業。2005年より徳島大学病院、2006年より国立病院機構善通寺病院（現 国立病院機構四国こどもとおとなの医療センター）、2011年より福田心臓血管外科消化器科内科に勤務。2013年徳島大学医学部大学院修了（医学博士）。
超音波専門医、循環器専門医、心臓リハビリテーション指導士、内科認定医。
趣味：推理小説、バスケットボール

足立　太一（あだち　たいち）

2001年獨協医科大学医学部を卒業。2009年より国立循環器病研究センター心臓血管内科部門冠疾患科CCU、2013年より国立病院機構栃木医療センター循環器科医長。

カバーデザイン：伊坂スウ ／ 本文デザイン：キミコヤスイ（bd design）
イラスト：ハラヤヒロ
編集：宮田文郎

恋する心エコー　―心機能は４つの線で理解できる―
《メルクマール編》

2013年　6月15日　第一刷発行
2022年11月24日　第四刷発行

著　者	福田　大和
	足立　太一
発行者	落合　隆志
発行所	株式会社 SCICUS（さいかす）
	〒167-0042　東京都杉並区西荻北4-1-16-201
	電話（代表）：03-5303-0300
	ホームページ：https://scicus.jp/

定価は表紙カバーに表示されます。　　Printed and Bound in Japan
落丁・乱丁の場合はお取り替えいたします。
本書の無断複写は法律で認められた場合を除き禁じられています。
ISBN978-4-903835-69-3　C3047　¥2500